公交从业人员
心理健康手册

张永红　郑跃东◎主编

中国纺织出版社有限公司

图书在版编目（CIP）数据

公交从业人员心理健康手册 / 张永红，郑跃东主编
. --北京：中国纺织出版社有限公司，2024.3
ISBN 978-7-5229-1401-5

Ⅰ. ①公… Ⅱ. ①张… ②郑… Ⅲ. ①公交公司—职
工—心理健康—健康教育—手册 Ⅳ. ①R395.6-62

中国国家版本馆CIP数据核字（2024）第036511号

责任编辑：赵晓红　　　责任校对：王蕙莹　　　责任印制：储志伟

中国纺织出版社有限公司出版发行
地址：北京市朝阳区百子湾东里A407号楼　邮政编码：100124
销售电话：010—67004422　传真：010—87155801
http://www.c-textilep.com
中国纺织出版社天猫旗舰店
官方微博 http://weibo.com/2119887771
河北延风印务有限公司印刷　各地新华书店经销
2024年3月第1版第1次印刷
开本：880×1230　1/32　印张：7.75
字数：137千字　定价：78.00元

编委会

前　言

古人云："体壮曰健，心怡曰康"。随着我国科学技术和社会经济的快速发展，人们的物质生活水平得以大大提升，人们在关心身体健康的同时，也越来越重视自己的心理健康。心理健康是一种持续的、积极的心理状态，包括具有正常的智力、积极的情绪、适度的情感、和谐的人际关系、良好的人格品质、坚强的意志和成熟的心理行为等。在工作与生活节奏不断加快、人际关系趋于功利化和多元化的当下社会，人们所面临的心理压力也与日俱增，其结果是带来了更多不同领域、类型和程度的心理健康问题，并引发相应的不良行为，对个人生活或社会生活产生危害。国家也高度重视国民的心理健康问题，出台相关文件强调要"倡导健康生活方式""加强心理健康服务""改善公众心理健康水平"。由此可见，心理健康现已成为一个普遍的、重要的社会问题。

在各类职业群体中，公交从业人员的心理健康问题越来越受到全社会的关注。由于公交从业人员涵盖的具体职业种类较多，在此我们以公交驾驶员和公交修理工为主要对象。首先，公交驾驶员的工作时间长、劳动强度高、工作环境复杂，因而遇到突发事件的风险比普通人更大；而公交修理工同样面临工作时间长、劳动强度大的压力，并且其工作环境相对更加艰苦。除此之外，人际关系、家庭状况、身体健康等问题也会给他们带来巨大的压力。公交从业人员同时面临着身体疲劳和心理健康状况不佳的严峻考验，这不仅关系他们自己的身心健康，同时也关系整个社会的公共安全。因此，帮助公交从业人员正视自己的心理问题，了解心理健康知识，学习调节心理问题的方法和技术，对于提高公交从业人员的心理健康水平、维护社会公共安全具有至关重要的意义。

为促进公交从业人员的心理健康，我们专门编写了《公交从业人员心理健康手册》，这既是一本帮助公交从业人员提升心理健康素质的指导性读物，也能够作为公交企业单位开展心理健康培训的专业性参考读物。本书集科普性和实用性于一体，分为基础篇和应用篇。其中，第一章到第八章为基础篇，第九章到第十五章为应用篇。

在基础篇中，第一章主要介绍心理健康相关的基本概念和理论，包括心理健康的重要性、影响心理健康的因素、心理疾病与心理健康的关系，以及心理健康素养；第二章主要介绍心理健康与认知的相关内容，包括认知与心理健康之间的关系、认知如何影响心理健康，以及如何调节认知以提高心理健康；第三章主要介绍心理健康与情绪、压力相关的内容，包括情绪的本质和种类、压力的来源，以及如何管理情绪和压力以促进心理健康等；第四章主要介绍心理健康与社会化的相关内容，包括社会化的含义、社会化过程中的心理健康问题以及在社会化过程中如何保持心理健康等；第五章围绕心理健康与行为的主题，总结了人们生活中常见的行为类型，探讨了行为与心理健康的关系，以及如何更好地控制我们的行为等；第六章从需求动机、价值观、兴趣爱好三个方面入手，主要介绍个性倾向性的含义、个性倾向性与心理健康的关系，以及如何从个性倾向性角度去保持心理健康；第七章重点介绍个性心理特征的相关内容，包括气质和性格的本质、它们之间的区别和联系，以及如何塑造健康、成熟的个性品质；第八章主要介绍心理健康和心身疾病的相关内容，包括心身疾病的含义和常见类型，心身疾病的产生、发展和预防等。

在应用篇中，第九章主要介绍促进心理健康的实践应用，包括个人心理咨询与治疗及常见的理论方法、团体心理辅导及其作用与过程、员工帮助计划及其开展、促进心理健康的行为活动；第十章主要介绍有关公交驾驶员心理特征的相关内容，包括心理特征的内涵、公交驾驶员心理特征的现状表现，以及公交驾驶员应如何洞悉并调整自己的心理特征；第十一章主要介绍公交驾驶员面临的心理健康问题，包括这些问题的分类、产生原因和相关影响，以及改善公交驾驶员心理健康的方法；第十二章以公交驾驶员的心理调控技术为主题，主要介绍心理调控技术的含义和作用，以及公交驾驶员在日常生活中如何有效进行自我心理调控等内容；第十三章从性格、气质、能力三种心理特征入手，介绍有关公交修理工的心理特征的相关内容，帮助其认识并塑造良好的心理特征；第十四章主要介绍公交修理工所面临的心理健康问题，包括其常见的心理健康问题、心理症状，以及如何预防和应对心理健康问题；第十五章主要介绍适用于公交修理工的相关心理调控技术。

为提高本书的可读性，将各种心理健康知识与人们的日常生活相结合，除理论性的"心理知识"模块外，我们在各章节中还加入了"心理案例""心理故事"等模块，并配以相应的解析内容；而在实践性的层面上，我们以"心理策略"和"心理工具箱"模块为主，为读者提供更多易于操作的改善心理问题、促进心理健康的技巧或方法。

本书作为"重庆市公共交通（集团）有限公司公交从业人员心理健康服务项目"的主要成果之一，由张永红和郑跃东带领项目团队完成编写。特别感谢徐皓洋、林静、叶怀凡、邓娅、李长松、张筱菡、王英、余培、伍莎莎、赵蓉、何俐宣、郑欣、姜宏艳、章春梅、王兰馨、肖选东、刘芮秀、杨启方、兰荷伊、宋雯、朱艳燕（排名不分先后）等项目团队成员，他们承担了本书前期的调研、资料收集及文字写作工作，花费了大量的时间与心力。徐皓洋和张筱菡协助我们完成了最后的统稿。

我们希望，本书的出版在给读者带来知识和力量的同时，也能赋予读者追求健康和幸福的信念和动力。书中内容如有不妥之处，敬请广大读者朋友批评指正！

作者

2023 年 7 月

目　录

基础篇

第一章 │ 心理健康的概述及其相关理论 │

第二章 │ 心理健康与认知 │

第三章 │ 心理健康与情绪、压力 │

第七章 | 心理健康与个性心理特征 |

第八章 | 心理健康与心身疾病 |

应用篇

第十二章 | 公交驾驶员的心理调控技术 |

第十三章 | 公交修理工的心理特征 |

第十四章 | 公交修理工面临的心理健康问题 |

第十五章　公交修理工的心理调控技术

基础篇

第一章

心理健康的概述及其相关理论

本章导语

　　一个宽宏大量的人，他的爱心往往多于怨恨，他乐观、愉快、豁达、忍让，而不会悲伤、消沉、焦躁、恼怒；他对自己的伴侣和亲友的不足处，以爱心劝慰，晓之以理、动之以情，使听者动心、感佩、遵从，这样他们之间就不会存在感情上的隔阂、行动上的对立、心理上的怨恨。

——穆尼尔·纳素夫

进入 21 世纪，心理健康的问题已经越来越受到社会的重视。在物质条件显著富足的今天，我们也越来越有条件去谈论和追求心理健康。然而，还是有许多人仍然延续着单纯的对物质生活条件的追求和对身体健康的关心，而对自己的心理健康不闻不问；还有人对心理健康存在笼统、片面甚至错误的理解。本章内容将介绍心理健康的一些基本内容和相关理论，解答以下问题：

※ 什么是心理健康？心理健康有哪些标准？

※ 心理健康为什么重要？哪些因素会影响心理健康？

※ 没有心理疾病就是心理健康吗？心理健康素养包含哪些内容？

🚍 心理健康的含义与标准

1. 什么是心理健康?

心理健康是一种持续的、积极的心理状态。在这种状态下，人们可以体验到生命的活力，适应社会环境，并充分发挥个人的身心潜能；在这种状态下，人们可以从容地完成生活和工作事务，维持良好的人际关系；在这种状态下，人们一般处于积极或平静的情绪状态，没有长时间的不良心理反应。

2. 心理健康有哪些标准?

马斯洛和米特尔曼提出了心理健康的 10 条标准：第一条，充分的安全感；第二条，充分了解自己，并清楚自己具有的能力；第三条，拥有切合实际的生活目标；第四条，与现实环境保持接触；第五条，能保持人格的完整与和谐；第六条，具有从经验中学习的能力；第七条，能保持良好的人际关系；第八条，适度的情绪表达与控制；第九条，在不违背社会规范的条件下，合理地满足个人的基本需求；第十条，在不违背社会规范的条件下，能适度地发挥自己的个性。

🚍 心理健康的重要性和影响因素

1. 为什么需要心理健康?

对于个人来说，心理健康是每一个人享受快乐人生的基本条件之一。心理健康的人们拥有自我价值感、幸福感、满足感、安全感等重要的积极心理情感，这使得他们对生活充满信心而乐于生活。心理健康也为人们工作和学习中各种必要活动的开展提供了支持，如心理健康可以提高人们的工作热情，维持与他人的人际关系等。心理健康是个人整体身心健康的重要组成部分，与生理健康之间相互促进，相互影响，为个人的生活、工作、学习提供了内在保障。

对于家庭来说，心理健康是家庭生活幸福的内在要求之一。试想，一个家庭中某位家庭成员长期处于抑郁、焦虑等消极情绪状态之中，其他家庭成员很难不受其影响，如果这种状态发展成为严重的病症，则更会给家庭带来物质、精神、人际关系等方面一系列的压力。在一个家庭中，子女的心理健康水平与父母教育方式、家庭关系结构、家庭氛围等因素密切相关。家庭是一个社会中最基本的共同体组织，对一个人生命历程的发展起着举足轻重的作用，家庭成员的心理健康则决定了这个组织的坚韧性和稳定性。

对于社会来说，社会成员的心理健康涉及整个社会的氛围、其人才的素质水平。一个心理健康的人通过接纳他人、真诚待人，可以与其他社会成员形成良好的人际关系。如果一个社会中的成员之间都能摒弃猜疑斗争、冷漠悲观，做到互信互爱、乐助善群，那么社会便会表现出高度的团结和凝聚力，也会因而具有强大的生产力和竞争力。

2. 有哪些因素会影响心理健康?

（1）生物遗传因素。一个人的心理活动基础会受其遗传基因的制约，人作为一个整体（包括身体和心理）与遗传因素的关系十分密切，人的体形、气质、神经系统、能力和性格的某些特点，都受到遗传因素的影响。统计数据和临床观察表明，不少精神疾病的发生都与个人所在家庭的遗传基因有关。

（2）环境与教育因素。家庭、学校和社会是一个人一生中最重要的三个社会化场所，相应地，家庭教育、学校教育和社会教育会对个体的心理健康产生重要影响。比如在家庭教育中，良好的家风教育有助于子女正确价值观的形成；在学校教育中，教育者有组织、有目的地对学生未来发展进行合理引导，有助于学生树立健康的个人发展观；在社会教育中，积极向上、和谐友善的社会风气有助于个人在社会生活中努力实现自身价值并树立服务社会的高尚理想。这些都是健康心理状态的具体表现。

（3）个体心理因素。个体心理因素包括个人的认知、情感、态度、动机、意志等。这些因素对人的心理健康水平的影响是复杂的，也是心理学研究的主要领域。比如不同的人在面对同样的困难或失败时，有的人会表现得失落、焦虑、抑郁、失去信心，而有的人则会冷静应对、合理反思、重整旗鼓，这是他们对于困难或失败的认知和态度不同，以及克服困难、战胜失败的意志水平不同而导致的差异。

心理健康双因素理论：没有心理疾病不等于心理健康

传统的心理学理论以人们是否存在心理问题或是否患有心理疾病这样的标准来评价个体的心理健康状况。随着积极心理学的兴起，心理学家们逐渐开始反思传统心理学的"问题视角"，在心理健康理论模型中添加了如主观幸福感等积极的评价标准，形成了心理健康双因素模型。

传统的心理健康理论模型缺乏完整性和连续性，将主观幸福感和精神病理学症状相互对立，主张"没有心理疾病就是心理健康"；而心理健康双因素理论则认为心理健康不是单纯不存在心理疾病或拥有较高的主观幸福感，而是一种两者结合的更完整的状态，"既包括心理疾病的消除，也包括较高的主观幸福感"。这样一来，心理健康的积极评价标准（如主观幸福感等）和消极评价标准（如焦虑、抑郁等）既相互独立又相互关联，构成了完整的、连续的心理健康状态。

凯斯按照心理疾病症状和主观幸福感两个评价标准，将人群依次分为完全心理健康、部分心理健康、部分病态、完全病态四个群体（图1-1），并根据这两种评价标准的情况预测不同人群类型的心理健康功能及其发展趋势。四种心理健康类型的群体特征如下所述：

（1）完全心理健康者。此类人群具有低心理疾病症状和高主观幸福感的特征，是个体最佳的健康状态，凯斯也将其称为"康健者"。心理健康双因素模型认为该类人群中的个体会有合理的情感表达和人际关系，表现出良好的心理和社会功能，并且在近期（12 个月内）不会产生心理疾病。

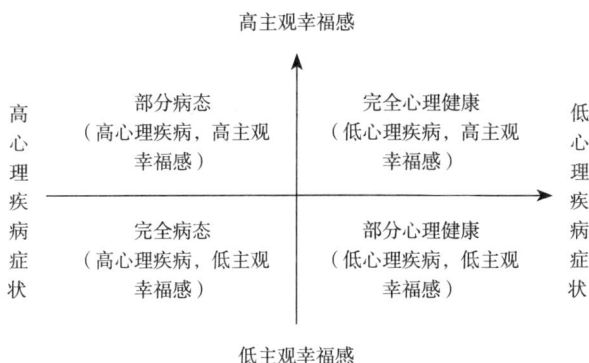

图 1-1　心理健康双因素模型的人群分类

（2）部分心理健康者。此类人群具有低心理疾病症状和低主观幸福感的特征，也被称为"易感者"或"渐衰者"。此类人群由于心理疾病症状未达到精神病理学的诊断标准，往往会被传统的心理健康状况模型认定为心理健康，而被排除在研究和干预之外。事实上他们可能需要心理帮助，因为他们在未来的发展中也许会出现问题。

（3）部分病态者。具有高心理疾病症状和高主观幸福感的特征，也被称为"有症状但自我满足的人"。他们即使有过心理疾病的经历（如抑郁症等）或曾经被诊断为心理异常，但由于其具有中高水平的主观幸福感等积极心理特质，可能缓冲了心理疾病对他们健康的损害。由于个体的积极认知和积极情绪具有拓展思维、提前预期、建构人际资源等功能，因此部分病态者的心理问题会比较容易在未来一段时间内自动恢复。

（4）完全病态者。此类人群具有高心理疾病症状和低主观幸福感的特征，也被称为"疾患者"。完全病态是将低水平的主观幸福感和近期心理疾病的确诊结合起来的综合表现。心理健康双因素模型认为完全病态的人不仅会感觉到对生活的不满、对自我的不认可，还会表现出焦虑、抑郁等消极心理症状，以及不良的心理和社会功能。

心理健康双因素模型强调积极预防，特别强调对部分心理健康和部分病态人群的鉴别，使预防和干预更具个性化和针对性。在干预和治疗方面，心理健康双因素模型不再认为心理疾病症状的消失就是治疗完成的标志，而认为部分心理健康可能只是个体走向心理病态或完全心理健康的中间地带，"不良症状的减少可能只是治疗的第一步"；主张心理干预和治疗要帮助人们超越他们之前心理状态的基线水平，并最终达到完全心理健康的状态；认为主观幸福感等积极力量的增强有助于提高干预和治疗的效果，完全心理健康状态的达成可以有效地降低旧心理疾病的复发。

心理健康双因素理论带给我们的启示是：不要极端地去看待心理健康问题。在生活中，如果一个人存在某一方面的心理问题，这并不意味着他是一个完全的"心理病态者"，他可能同时拥有比别人更积极的其他心理特质。比如你的某位朋友也许不善于社交，甚至有些孤僻，这让你担心他是否存在某些心理障碍，但他却能通过独处收获生活的幸福感和自我探索的满足感，这正是一种积极的心理品质，说明他正处于"部分病态"的心理健康水平。如果你可以多找他聊聊天，相互分享一些有趣的事，你就能帮助他向更高水平的心理健康阶段发展。

🚌 心理灵活性理论：不断适应变化，寻找身心平衡

罗滕伯格认为，人们的心理健康是动态性的，需要采取更加动态化的角度来理解心理健康，因此有心理学家提出了"心理灵活性"理论。

心理灵活性是个体在变化情境中表现出的心理和行为层面的灵活适应，是维持个体正常社会功能的重要因素。心理灵活性高的人在面对变化的情境时可以形成多样化的反应和选择，这种灵活反应和选择能力是衡量心理健康的重要标准之一。影响心理灵活性的主要因素包括以下三点：

（1）人格特质。人格特质对一个人心理灵活性的影响主要体现在气质表现、积极情感、开放心态和自我控制四个方面。当负面情绪出现时，神经敏感的人会长时间沉浸在负面情绪中，而难以有效地调整自己的行为，表现为低心理灵活性；而气质温和的人会努力调节行为以适应负面情绪，表现为高

心理灵活性。积极的情感体验可以拓宽人们关注事物的视野范围，提高创造力，这都有助于保持思维和行为的灵活性。一个持有开放心态的人往往会考虑和接纳多种不同的观点，而不是被单一的视角所控制，这使得他们更善于发现实现目标的多种途径或方法。适度的自我控制可以减少冲动、需求以及相关行为的产生，这对于达到心理灵活是必要的过程；但过度的自我控制则会产生相反的作用，会降低心理灵活性。

（2）认知。每个人都有自己一套默认的心理认知状态，其中包含了人们过去积累的经验常识、日常生活习惯和刻板印象。这种认知状态一方面提高了人们的信息加工速度，有利于人们保持心理灵活性；另一方面由于刻板印象对信息判断的过度影响，则会降低心理灵活性。

（3）行为。执行功能是个体为了解决目标问题而调动的能力，包括计划能力、工作记忆、信息加工、行为监控等。执行功能有助于人们对特定的任务或情境保持注意，也有助于将注意快速转移到新的任务或情境上，从而实现灵活的自我调节。因此，执行功能对于人们保持心理灵活性具有重要意义。

一些学者通过对大量人群的心理灵活性进行研究，发现了心理灵活的人们和心理僵化（即心理灵活性较差）的人们在态度和行为上的不同表现，见表1-1。

表 1-1　心理灵活与心理僵化的不同表现

心理灵活	心理僵化
对自己的各种经历持开放和接纳的态度，无论这些经历是好是坏	刻意回避那些不好的思想、感受和经历
有意识地去体验此时此刻的感受，活在当下	注意力分散，缺乏与当下生活的联系感
经历困难后能够很快从不好的感受和想法中脱离出来	一旦经历困难，便会深深陷入思想困扰，无法自拔
在面对挑战时会保持更广阔的思考视角	完全以自己的感受和想法作为评判自己的标准
在遇到挫折时仍继续追求那些重要的目标	一旦遇到挫折便停滞不前，毫无作为
深度自知，即深入了解过自己的一些深层价值观	缺乏对自己深层价值观的了解

　　心理灵活性与个体的心理健康密切相关。如负面情绪在不同的情境中有效表达是心理灵活性的重要表现之一，人们在不同情境中灵活地采用不同类型的情绪表达方式能为心理健康提供有力保障；认知重构和应对策略的灵活变化也与处理压力的效率呈正相关，进而也会促进心理健康发展；灵活合理地分配时间并在自己认为重要的生活领域之间找到平衡点，这也有利于保持心理健康。

如何提升自己的心理灵活性

1. 丰富经历，增进了解

那些经历过"大风大浪"的人往往拥有较高的心理适应力和心理灵活性，因为丰富的人生经历可以扩充你在认知、记忆、行为等方面的心理素材，让你对自己以及各种环境和事情都有更多的了解，也可以锻炼你自我调节、适应不同环境和处理不同事情的能力。

2. 体验积极情感

远离那些带给你压力或负能量的东西，用快乐的回忆、感恩的心态、自我激励等增加自己积极的情感体验，这些也可以采用语言表达和写日记等实际的操作方法来实现。

3. 活在当下

相比过去和未来，每一个人对于他此时此刻的情形拥有最大程度的掌握和控制。试着在心里不断提醒自己"活在当下"，保持与当下生活的联系，实实在在地去完成一些事情，而不是被对过去的回想和对未来的幻想捆住手脚。

心理繁盛理论（PERMA）：追求积极、幸福的心理状态

心理繁盛也称为"心盛"，是积极心理学领域所提倡个体追求的"最佳心理状态"。心理繁盛是一种完全的、高度

的心理健康的表现，它使人们对生活充满热情活力，在个人生活和人际互动中都能发挥正向的、积极的功能，并找寻到生活的意义和个人存在的价值。

积极心理学之父塞利格曼在其著作《持续的幸福》中指出，虽然心理繁盛和幸福感是两个不同的心理学概念，但心理繁盛是衡量个人幸福感及其积极心理健康的主要标准，积极心理学的目标就是要让所有人达到心理繁盛的状态。塞利格曼提出了心理繁盛的五个关键因素：

（1）积极情绪（positive emotion）。积极的情绪是人们实现心理繁盛所必需的，经历较多的积极情绪和较少的消极情绪可以在某种程度上促进心理繁盛。一般的积极情绪包括喜悦、感激、希望、专注等。积极的情绪可以拓展人们的认识范围和水平，并有助于帮助人们建构自己的资源网络以实现更好的个人发展。

（2）参与和投入（engagement）。当一个人全身心投入到他所擅长或有兴趣的事情中时，我们就说这个人进入了"心流"状态。心流状态是一种高度投入的心理体验，它的前提是个人的技能水平与任务的难度相契合，且个人的兴趣和任务目标相契合。一旦进入这种高度投入的状态，个体会短暂地忘掉自我，全神贯注于所做的事，并享受"一切都在自己控制之中"的胜任感。

（3）人际关系（relationships）。人作为社会中的人，与他人建立人际关系是每一个人的基本需求之一。积极的人际关系为人们提供了一个社会支持网络，有助于我们的个人发展和心理繁盛。虽然人际关系也有消极的一面，如家庭成员的死亡会带来痛苦的情感体验，但它仍是每一个人需要和依赖的，人际关系的缺失和恶化会影响人们很多其他心理功能的实现。

（4）人生意义（meaning）。人生意义被视为个人总体幸福的必要成分，与幸福有着明确的关联性。当一个人理解了自己是世界上独一无二的并且明确他的人生目标时，便拥有了人生意义。人们可以通过各种各样的途径发现人生的意义，如帮助他人、服务社会等。那些找到生活意义的人往往更加乐观，拥有高自尊，抑郁和焦虑水平较低，往往对未来充满希望，而找不到人生意义的人只能被过去和现在所支配，失去了奋斗的主动性。

（5）自我成就（accomplishment）。成就使人们知晓他们所从事的工作或事业是有意义的，知道自己没有偏离生活的轨道，并且体验到对生活的掌控力。成就更加关注环境给予的反馈而不是个体的贡献。幸福感常常来自实现成就的过程而不是成就本身。但长期追求单一个人成就的生活反而容易背离幸福，因为个人成就越高，个人的期望水平也越高，后续就越难体验到幸福和快乐。所以，适度的自我成就才是心理繁盛的助推器，过度追求成就可能会适得其反。

以上五个影响心理繁盛的因素的首字母加在一起形成了

"PERMA"理论，阐释了积极心理学领域中对心理健康问题的理解和回答。需要指出的是，这五个因素之间并非独立，各个因素之间会相互影响，且都需要将它们控制和保持在一个适度的状态中，如果过分地体验其中任何一种因素都不会达到真正的心理繁盛状态。

🚐 心理健康素养理论：既关注自己也关注他人的心理健康

心理健康素养指"帮助人们认识、处理和预防心理疾病的相关知识和信念"，包含预防心理疾病的知识、识别心理疾病的知识、求助和有效治疗的知识、有效的自助策略和知识以及心理急救相关技能。

江光荣等人在上述定义的基础上提出了心理健康素养概念的新框架，将心理健康素养重新界定为"个体在促进自身及他人心理健康，应对自身及他人心理疾病方面所养成的知识、态度和行为习惯"。这一新的理论框架在结构上包含"心理疾病应对——心理健康促进"和"自我——他人"两个维度，在内容上包含知识、态度和行为习惯三个方面。由此可以得到6种类型的心理健康素养：a.心理健康相关的知识和观念；b.心理疾病相关的知识和观念；c.维护和促进自身心理健康的态度和行为习惯；d.维护和促进他人心理健康的态度和行为习惯；e.应对自身心理疾病的态度和行为习惯；f.应对他人心理疾病的态度和行为习惯（图 1-2）。

在上述 6 种心理健康素养中，与心理健康和心理疾病相关的知识和观念（a、b）属于最基本的心理健康素养；自助心理健康素养包括维护和促进自身心理健康以及应对自己心理疾病的知识、态度和行为习惯（c、e），体现于个体重视自身健康、对自身心理状况有觉察和了解以及能恰当地自助与求助；助人心理健康素养包括帮助和促进他人心理健康以及帮助和促进他人应对心理疾病的知识、态度和行为习惯（d、f），体现为个体具有心理学思维、重视他人的心理健康、对他人心理状态有敏锐觉察，以及恰当地帮助他人应对心理疾病、保持心理健康。

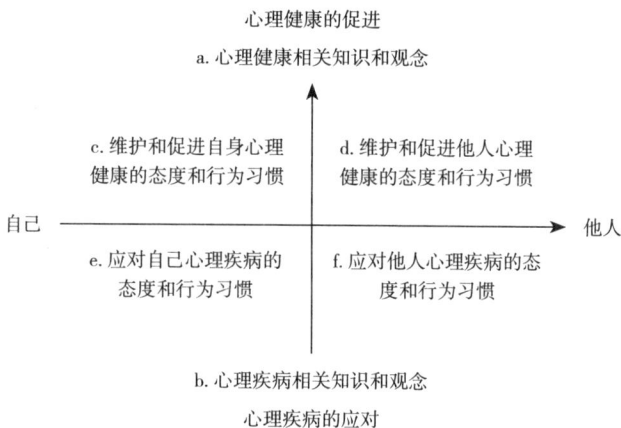

心理健康的促进

a. 心理健康相关知识和观念

c. 维护和促进自身心理
健康的态度和行为习惯

d. 维护和促进他人心理
健康的态度和行为习惯

自己 —————————————————→ 他人

e. 应对自己心理疾病的
态度和行为习惯

f. 应对他人心理疾病的态
度和行为习惯

b. 心理疾病相关知识和观念

心理疾病的应对

图 1-2　心理健康素养的概念模型

|心|理|故|事|

"操心"的母亲

　　杨兰今年 52 岁，再过 3 年，她就要从单位退休开始养老生活。在单位最后的几年里，杨兰的工作和生活都比较清闲。最近一段时间，杨兰经常看到一些大学生患抑郁症等心理疾病的新闻，在手机各种自媒体平台上也刷到过很多有关抑郁症的文章。由于女儿正在读大学，杨兰便三番五次转发这些文章给女儿，告诫女儿要注意检查自己是否有抑郁症表现，用很多抑郁症造成悲剧的例子让女儿警惕抑郁症。一开始，女儿还能够接受杨兰的告诫，时间久了之后，她开始厌烦，无法忍受这种全是反面教材的劝导方式。有一天，女儿问杨兰："妈妈，我是应该躲着抑郁症，还是应该大方地追求心理健康？"杨兰听后，陷入了沉思。

故事解析

　　杨兰通过自媒体平台了解了一些有关心理疾病的知识，并关注女儿是否有相关的心理疾病症状。根据心理健康素养模型，杨兰拥有心理健康素养中部分的"心理疾病相关的知识和观念"和"应对他人心理疾病的态度和行为习惯"；然而，女儿的话也反映出杨兰缺乏心理健康素养中的"心理健康相关的知识和观念",即她没有学习如何真正保持心理健康的思想观念。

第二章

心理健康与认知

人们并非是被不利的事情搞得心烦意乱,而是被他们对这些事件的看法、观念、评价等认知内容弄得心烦意乱的。人们带着这些想法,或者产生健康的负性情绪,如悲哀、遗憾、迷惑和烦闷,或者产生不健康的负性情绪,如抑郁、暴怒、焦虑和自憎。因此,要改变情绪困扰,不是致力于改变外界事件,而是应该改变认知,通过改变认知,进而改变情绪。

——阿尔伯特·埃利斯

想象一下，早高峰时候，一位驾驶员驾驶公交车在路上，由于堵车，他的行进并不顺利，沿途公交车站等待的乘客聚集得越来越多，当公交车驶进公交车站时，焦急上班的乘客一拥而上，嘴里还不停嘟囔和抱怨着。如果您是这位公交车驾驶员，您会是何种心情呢？又会作何反应呢？您驾驶着公交车继续开往下一个公交车站，每一个站点都有很多乘客要往上挤，并且每到一个站点，您都会听到一批又一批新的乘客在嘟囔和抱怨，您又会是何种心情？有什么样的行为反应呢？您也许发现了，遇到类似情况，不同的驾驶员会有不同的处理方式。

　　这就是认知的不同带来差异化的处理方式。本章节将主要解答如下问题：

　　※ 认知与心理健康的关系是怎样的？

　　※ 认知会如何影响心理健康？

　　※ 如何调节认知，提高心理健康？

认知如何影响心理健康

人的认知模式由两个层面组成，即由浅表层面认知模式和潜在层面认知模式组成。

1. 浅表层面的认知模式

人们在一定的事件情境下出现的情绪和行为并非由情境本身直接引起，而是由对事件情境的某一些快速的评估想法所激发，这种想法被称为"自动想法"，它是认知模式中浅表层面的认知。

（1）自动想法的概念。自动想法是指个体在一定的情境下，大脑中一闪而过的对自己、对他人及对周围环境的评价念头，故又称为"一闪念"。自动想法是自发涌现的、快速的、简洁的，并非经过深思熟虑的一种思维流。这种快速涌出的自动想法对于机体应对紧急情况以及危机状态具有保护性功能。

（2）自动想法的特点。第一，正常人都有自动想法，只是有心理问题的人的自动想法中存在较多曲解的、负性的成分，从而会引发不良情绪及不适应行为等功能失调的后果。第二，自动想法是自发涌现、即时传出的想法。既不自我反省，也无深思熟虑。虽然这是在意识范围中的思维形式，但平时却不容易清晰、鲜明地意识到。通常，人们只有通过治疗师的指导或经受一定训练才能够学会捕捉和收集自动想法。第三，自动想法的出现绝大部分先于情绪和行为，当自动想法一闪而过时，就很快影响到情绪和行为反应。

2. 潜在层面的认知模式

潜在层面的认知又称为潜在心理机制，这是心理问题的根底。潜在层面的认知是浅表层面认知的基础和支撑，从而影响浅表层面的认知。如果潜在层面的认知存在问题，功能失调，就会影响浅表层面的自动想法，产生功能失调性自动想法，从而对情绪及行为也构成负面影响。

信念是人们对自我、他人及世界的较为坚定的看法，其中高度概括、根深蒂固的观念则称为核心信念。核心信念有以下特征：

（1）始于童年。核心信念的形成可以追溯到人们的童年。

（2）事出有因。核心信念的形成并非无中生有，它的产生有其来源，这就是个人经历中的各种社会生活事件。这些生活事件引发了个人对自己、他人及世界的想法、看法和应对方式，成为构成自己核心信念的组成成分，个人也从中获得某些反馈和信息。

（3）信以为真。人们对自己已形成的核心信念一般都是充满自信和依赖，认为其是真实的、正确的、可信的、有价值的，所以不会对此动摇和质疑。

（4）牢固稳定。核心信念一旦形成便十分牢固稳定。因为核心信念处于认知的主导地位，所以每个人都是从核心信念出发来看待、评价自己及外界事物的。

（5）表达困难。由于核心信念是个人的核心观念，尽管这些内容有时会浮现到意识层面，但由于大部分时候处在潜在层面的认知结构中，所以个人在表达这些内容方面会存在一定的难度。

3.浅表层面认知和潜在层面认知之间的关系及影响

个体的认知系统就像一棵大树，地面上所见的是树干、树枝和树叶，这是浅表层面的认知（功能失调性自动想法），而深扎在地底下的是盘根交错节的树根，是潜在层面的认知。认知系统如同大树一样是一个整体，浅表层面认知和潜在层面认知之间存在着相互影响的复杂关系。

（1）潜在层面认知对浅表层面认知的支撑。功能失调性自动想法是在日常生活中，在有一定压力的情景下自然而然地、不由自主地冒出来的一闪而过的想法，同时对此时此刻的情绪和行为也带来了联动的负面影响。负性核心信念是功能失调性自动想法的源头，所以仅仅矫正了功能失调性自动想法还只是治标，因为潜在层面认知中的负性核心信念没有被彻底调整，扭曲的自动想法还是会源源不断地产生和涌现。

（2）浅表层面认知对潜在层面认知的反馈。功能失调性自动想法，负性的情绪及不适应的行为给个体的心理状态和社会功能带来严重的影响。这些影响会进一步渗透到潜在层面认知，对其核心信念给予反馈、支持以及进一步强化。而个体很难自主地对此产生质疑、反思、动摇和改变，所以容易处于困扰、徘徊和挣扎之中。

由此可见，认知的调整需要从浅表层面扭曲的自动想法开始着手，逐渐向潜在层面的核心信念深入，进而调整行为、情绪，最终作用于心理健康状态。

如何调节认知，提升心理健康

1. 常见的认知失调现象

生活中我们常见的无意识功能失调性自动想法有很多，例如：

（1）贬低积极。在看待自己、他人和环境中的积极方面时，都觉得没意义，无价值。例如：别人夸我优秀，这有什么可以令人得意的？

（2）瞎猜心思。没有客观依据，随意负面地猜测别人的想法和反应。例如：这位同事迎面走过没有和我打招呼，肯定是瞧不起我，对我不屑一顾。

（3）预测命运。预测未来事情会变坏，或者未来有不祥和的危险存在。例如：看来我这一辈子不会有什么出息。

（4）乱贴标签。不顾是否符合实际情况，给自己或他人贴上固定标签。例如：我就是一个被人瞧不起的人。

（5）错怪自我。将因他人及外界因素所致的负性结果都归咎于自己。例如：发生这样的事情都怪我，都是我的不好。

（6）完美主义。对自己的要求十分完美，苛求尽善尽美。例如：我做任何事情若没做到最好就会感到很不踏实。

（7）固执己见。拒绝任何可以驳斥负性想法的证据和理由，而总是自以为是。例如：虽然别人说我太瘦，我还是要坚持节食减肥。

2. 认知行为治疗

认知行为治疗法因其成效明显，且具有操作性，而成为常见的心理压力疏导方法。这一部分旨在帮助读者了解并掌握一些适用的干预技术，从而减少认知失调的情况，使有需要的读者在一定程度上也可以成为自己的"治疗师"。然而值得注意的是，该治疗方法是一个专业复杂的过程，若您已经处于较严重的状态，请务必勇敢地寻求专业人士的引导和帮助。

（1）改变扭曲自动想法。

①质疑扭曲自动想法

自动想法是浅表层面认知的一种典型形态，扭曲的自动想法会影响情绪和行为。因此，在认知治疗的早期，识别、收集、转变扭曲的自动想法是一个重要的认知调整步骤，之后再逐步深入调整功能失调的核心信念。

当发现自己表达中喜好用绝对肯定的词语，如"从来没有""总是""永远""一直""每个人都"等，把话说得满满当当，毋庸置疑时，可有意识地提醒自己注意自己毫不犹豫的表达中的用词，思考自己话中的潜在含义：为何自己会如此说，会有如此的想法？这样的想法是正确的吗？跳出自我，以旁观者的角度，对自动冒出的想法进行合理质疑。

②归类扭曲想法

浅层表面认知中的自动想法一旦出现扭曲，那些非理性的想法就能直接影响到情绪、行为和生理反应的功能失调。在质疑自动冒出的扭曲想法时，要有意识地对其进行分类，记录自己倾向于哪种类型的扭曲。

③核查客观证据

个体往往认为自己在一定情境下所冒出的自动想法很有道理，但是对于支持这些扭曲想法的依据很少进行深思熟虑和仔细推敲。所以不妨跳出自我，去发现其中的缺陷和漏洞，对习惯性的想法进行重新思考。

④尝试其他可能

在对习惯性的想法进行重新思考过程中，要避免"单行道"思维模式，尝试扩大思考范围，变化视野角度，考虑其他的可能，从而不再拘泥于狭隘的思维模式。尝试摆脱过去根据自己的因果判断模式来确定引起事物结果的原因的习惯，而对其进行重新归因。甚至可以与扭曲的自动想法进行直接对质与争辩，鼓励自己将目光从过去已发生的事件或经历中转到未来，运用积极目光看待，相信不幸中自有转机。

⑤表达内在感受

经过上述质疑、归类、核查、尝试四个过程后，对同一件事情的看法是否会有所不同？静静感受内心，用合理的方式将其表达出来，前后进行对比。

（2）改变假设和核心信念。

①逐级追溯推导

逐级推导的目的是引导个体从自动想法推导至支撑自动

想法的深层面的假设及核心信念。所以推导的起点是自动想法，终点是核心信念。

逐级推导从具体情境开始，自己与自己对话，一层层剥开，如图 2-1 中的情境。

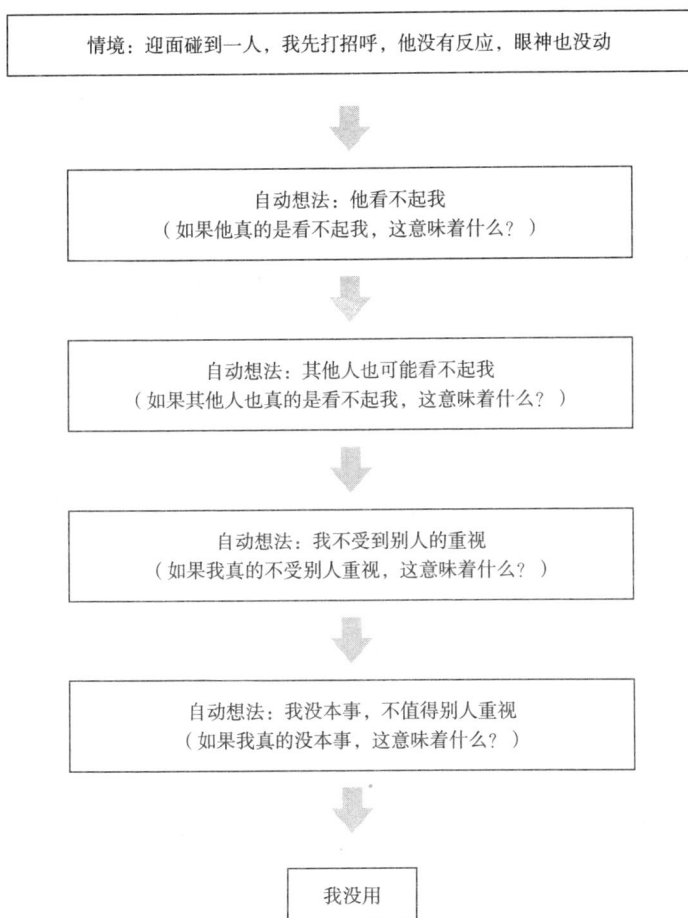

```
┌──────────────────────────────────────────────────┐
│ 情境：迎面碰到一人，我先打招呼，他没有反应，眼神也没动 │
└──────────────────────────────────────────────────┘
                        ↓
┌──────────────────────────────────────────────────┐
│              自动想法：他看不起我                    │
│       （如果他真的是看不起我，这意味着什么？）         │
└──────────────────────────────────────────────────┘
                        ↓
┌──────────────────────────────────────────────────┐
│            自动想法：其他人也可能看不起我              │
│     （如果其他人也真的是看不起我，这意味着什么？）      │
└──────────────────────────────────────────────────┘
                        ↓
┌──────────────────────────────────────────────────┐
│            自动想法：我不受到别人的重视              │
│      （如果我真的不受别人重视，这意味着什么？）        │
└──────────────────────────────────────────────────┘
                        ↓
┌──────────────────────────────────────────────────┐
│          自动想法：我没本事，不值得别人重视           │
│        （如果我真的没本事，这意味着什么？）           │
└──────────────────────────────────────────────────┘
                        ↓
                  ┌──────────┐
                  │  我没用   │
                  └──────────┘
```

图 2-1　逐级追溯推导示例

②合理假设替代

假设和核心信念是扭曲的自动想法的根底，尝试用合理的假设去替代，能够带动扭曲的自动想法的调整。合理假设替代通过填写"合理假设替代练习表"的形式来操作，表格的左边一栏填写原来习惯性的假设，右边一栏写合理替代假设（表 2-1）。所谓的合理，是以能引起理性的自动想法、良好的情绪状态、适应的行为表现为指标。

表 2-1　合理假设替代练习表填写示例

原来习惯的假设	新的合理假设
1. 我没有做到最好，那么我就是一个彻底的失败者	1. 我这件事没有做到最好，我只是在这件事上失败
2. 我的紧张表情被别人发现了，那么我的面子会被丢尽的	2. 我的紧张表情被别人发现，他只是看到了我的紧张表情而已
3. 我没有晋升，那么我这一辈子就没有出息了	3. 这次我没有提升，我可以继续努力争取下一次能成功
4. 不做出一些成绩，那么我就无法为我的大家庭光宗耀祖	4. 我没做出一些成绩，说明要做出一些成绩单靠现在的努力状态是不够的
5. 如果别人不理睬我，那么我就是一个惹人讨厌的人	5. 别人不理睬我，可能有一些原因，但我还不清楚
6. 如果这点小事也会出错，那么我不可能做出一番事业	6. 我在这点小事上出错了，以后要多加注意，不能忽视小事情
7. 如果我告诉别人我有困难，那么别人会认为我是一个能力极差的废物	7. 别人只有知道了我有困难，才会理解我的难处，给我一些帮助
8. 如果我的情绪一直这样低落，日子这样煎熬，那么我活着还有什么意思	8. 我的情绪一直这样低落，说明心理健康有问题了，我应该重视

用合理假设替代的过程并非一蹴而就，需要反复探讨尝试，个体对于新的合理的解释也需要有一个认同过程，尽管在填写过程中，文字上能做到，但真正做到内化新的合理假设，还需要个体不断进行操练。

（3）控制反复冒出的想法。

①停止想法

功能失调的自动想法的涌现经常具有滚雪球效应，一个想法刚刚冒出，就会牵动另一个想法。如果这些扭曲的想法连绵不断快速袭来，个体就会更加难以抵御，难以招架。这个时候个体要采用一些简单的刺激方式来打断自动冒出的想法，如站起来出去走一走，告诉自己"停止想下去"，帮助自己从这些思绪中停下来。实践证明，虽然停止想法只是一种中断扭曲自动想法的暂时性措施，但确实能产生干扰功能失调想法进行性放大和不断延伸的效果。

②重新聚焦

当个体对于"停止想法"的操作感到困难时，可以考虑使用"重新聚焦"的方法来打断和控制自动想法的蔓延。当个体在某个情境下自动想法被触景生情地引发出来时，往往会被动地跟随思绪朝一个焦点方向延伸，从而会很快地受到情绪、行为和生理反应方面的影响。如果此时个体有意识地将自己的注意力很快地转向另一个方向，同样能够起到中断原来想法的效果。注意力的转向、重新聚焦不只是更换一个思考的主题，也可以变换一个场景，更换一个动作，使功能失调的想法被干扰，而不再快速弥散以致影响到个体的情绪和行为。

（4）从认知上转变和控制行为。当个体心理出现障碍时总会伴随一些不适应行为，对于这些行为可以从认知上进行有效的干预。

①预估行为结果

有些个体在处理某些困扰时，行为有些操之过急或者畏缩不前，这是因为他们对于客观情况的判断与自己所做出的反应之间存在着信息不对称，从而构成行为的受挫。失败的行为又会作为一种正性强化刺激对认知作出反馈，给认知带去扭曲的导向。

个体在还没有对某些情境作出实际反应时，会对自己打算作出的行为反应进行一个预先估计，估计自己的行为会产生怎样的结果。有的人会用应对灾难的方式应对小小的危险，也有的人把一件难度很高的复杂事情采用草率行事的方式轻易打发。在采取行动之前，可以进行多方面的思考，对行为的结果进行多角度的估计，拟定应对行为的实施方案，从认知层面预先进行选择。

②自我指导训练

自我指导训练是一种针对控制行为的认知技术，主要用于控制爆发性情绪及冲动性行为。这种方法通过认知的调整达到相应的情绪及行为的调整。一般情况下，人们在遇到压力而产生冲动行为时，也能够意识到行为的过激性，会动用自我指导的能力来调节自己的情绪及行为。个体应该有意识地认识到自己本身拥有的能力需要加强，需要用这些能力来控制自己的情绪及行为，尤其是控制出现冲动和过激的行为。通过强化训练的方式，在认知层面反复操练，要求个体有意识地对自己进行指导，清楚自己在实行冲动性行为前的先兆，然后明白冲动行为可能导致的不可估量的负面效应，从而意识到应该及时控制情绪，及时抑制冲动性行为，阻断行为的启动及爆发。

③激励自我动机

当个体出现心理困扰而必须面对现实的困境及艰难的抉择时，最大的负担往往是缺乏自我动机。首先，需要锁定有指向性的行为结果，看到这些行为结果的有效价值，从而积极地把实现这些价值作为行动的目标。其次，对这些目标进行梳理，整理出最主要的目标，并且拟定达到目标的具体计划。最后，排除影响行为动机的干扰因素，不断鼓励自己进行适度的尝试，逐步提升实施努力的信心。

🚌 转变认知，提升心理健康

以本章最前面的驾驶情境为例，在一些公交驾驶员的认知里会很自然地认为是堵车这一自身不可控的外在因素导致车辆久久不到，延误了大家的上班时间，和自己没关系。自己也很委屈，凭什么自己要忍受乘客的抱怨？于是憋屈导致愤怒，愤怒导致与乘客发生争执行为。甚至还有一些公交驾驶员可能会把乘客抱怨公交车久久不来的这件事情过度理解成大家对自己的愤怒或攻击，进而引发一些防御性回击的行为。很明显，这样的情绪性行为是不利于心理健康的。

经过这一章节的分析，我们知道影响个体心理健康的不是那些事件，而是个体对事件的态度、想法、评价等认知因素，以及由认知所引发的行为、情绪反应。读者朋友们可以依照上述方法，用自我对话的方式，找到不合理的核心信念并转变，适当的自我激励更有利于达成。

公交驾驶员也可以将大家抱怨的这件事情理解为：这些乘客是与自己同样辛苦工作的人，都是担心迟到，并且不清楚行进过程中的具体情况，所以才会有所抱怨，这是很正常也可以理解的，自己向乘客简单解释一下，相信乘客们也一定会理解的。这样的认知指引公交驾驶员做出温和的解释行为，也更不容易导致负面情绪，对公交驾驶员及乘客都是更好的选择。

第三章

心理健康与情绪、压力

本章导语

　　人们最出色的工作往往是在处于逆境的情况下做出的。思想上的压力，甚至肉体上的痛苦都可能成为精神上的兴奋剂。

——贝弗里奇

在日常生活中，你是否曾有过因为一件或多件事而心烦意乱、脾气暴躁，甚至失眠、脱发的经历？生活在竞争激烈的现代社会，每个人都面对着来自工作、学习、婚姻、子女等多方面的压力。如若任由它们肆意妄为，将对我们的心理健康造成伤害。因此，本章内容将以心理健康与情绪、压力为主题，为公交从业人员解答如下问题：

　　※ 情绪是什么？情绪有哪些种类？

　　※ 压力的来源有哪些？

　　※ 如何管理情绪和压力以促进心理健康？

🚌 情绪的本质与种类

1. 情绪的本质

你是否曾思考过情绪是什么？可能我们大多数人都无法具体描述。想一想，当你中奖时、当你恋爱时、当你有亲人离世时、当你第一次在众目睽睽之下讲话时……相信那种心情和体验是刻骨铭心的。那情绪到底是什么呢？从心理学角度，大部分心理学家都认为情绪是人们对外界刺激的复杂反应，是一个多成分的复合过程，由独特的主观体验、外部表现和生理唤醒三个成分组成。例如，当遭遇指责时，我们内心会产生愤怒、羞愧等感受。同时，伴随着面部眉头紧锁，肢体上摩拳擦掌，语调变高、语速加快，心跳加速、血压升高等，这就是情绪。

2. 情绪的种类

人类的情绪是复杂多样的。从生物进化的角度，我们可以将其分为基本情绪和复合情绪。基本情绪是与生俱来，为人类和动物所共有的。大部分学者认为基本情绪包括快乐、悲伤、恐惧、愤怒四种。与此相对的复合情绪则是由两种及两种以上的基本情绪所派生出来的情绪，比如恐惧与期待混合在一起会产生焦虑情绪。当然，除生物进化角度，也有人从积极和消极的角度，将情绪分为正情绪与负情绪。有愉悦感受的情绪称为正情绪，有不愉悦感受的情绪称为负情绪。一般来说，正情绪在缓解压力、恢复被压力消耗的资源方面具有积极作用。同时，正情绪能够提高认知灵活性，拓宽注意范围、提高行动效能。但这并不意味着负情绪只能产生消极影响。研究表明，负情绪有利于个体动员各种资源，达到自我保护的目的。另外，负情绪还能够增强我们对疾病症状察觉的准确性。

因此，每种情绪都有它存在的意义，我们不必过于紧张。识别情绪，正视它的存在，与情绪和谐共处。

| 心 | 理 | 故 | 事 |

压倒骆驼的是哪根草

郭先生，47岁，初中文凭，重庆某工厂的车间工人。妻子是环卫工人。结婚二十多年，夫妻俩性格差异较大，妻子性格急躁，脾气火爆，郭先生一直对妻子爱斤斤计较这一点感到不满。两人育有一子，现已17岁，是重庆某中学的一名高二学生，正在准备美术艺考。一年前，郭先生曾工作十多年的工厂因经济效益不佳而破产倒闭，员工被迫下岗。仅有初中文凭且已四十多岁的郭先生不敌年轻劳动力的竞争，找工作四处碰壁。自此，妻子开始对郭先生产生不满，觉得丈夫没有上进心，家里的经济压力全靠自己一个人撑着，夫妻俩经常因此事吵架。直到不久前，经熟人介绍，郭先生来到现在的工厂，做着白班夜班两班倒的流水线工作，上班六天休息一天，每天有一定的任务量，必须完成才能下班。但郭先生才来不久，以前从未接触过此类工作，动作比较缓慢，又容易出错，常常被组长当众责备，这让郭先生感到很没有面子，经常陷入郁闷情绪中。由于处在一个全新的环境，再加之郭先生本身性格就较为内向，不爱主动与人交流，郭先生觉得自己格格不入，经常独来独往，更加低落抑郁。最近工厂接到几个大单子，希望员工可以自愿加班，工厂可给予相应的补贴。郭先生想着孩子马上要进行美术集训，又将有一大笔支出，为了尽快挣到孩子的学费，经常申请加班不休息。但逐渐地，郭先生感到自己身体有些吃不消，又不敢去医院检查，一方面是害怕检查出什么病来，另一方面也担心家里正是用钱的时候，如果真的查出什么病也没钱医治，索性不去检查。但这些担心一直萦绕在郭先生的心里。他渐渐地吃不下饭，睡觉时脑子里反复想着乱七八糟的东西，翻来覆去睡不着，情绪整日低落，对任何事都提不起兴趣，总感觉精疲力竭。

一 故事解析

案例中的郭先生显而易见陷入了"麻烦"之中。这个"麻烦"似乎又不止一个，是一个接着一个，最终使得郭先生吃不下、睡不着，陷入了一种抑郁的状态。下面我们来分析一下是怎样的"麻烦"让郭先生变成这样的。

原本的郭先生工作稳定，家庭和谐，夫妻俩都在外工作，经济收入能够满足一家人的生活开支。但就在一年前，维持郭先生多年稳定收入的工厂倒闭了，郭先生失业，又迟迟找不到工作。家庭原本的平衡状态被打破，整个家庭陷入"危机"之中。但家庭成员未意识到也没有齐心解决，把所有责任怪罪在郭先生身上。社会对男性刻画的"家庭顶梁柱"形象以及妻子对郭先生的埋怨使得郭先生承受着巨大的压力，并始产生情绪问题。经熟人介绍好不容易获得一个工作机会，原本可以以此拯救家庭危机从而改变郭先生的情绪状态。但由于在工作上频频出错，人际关系上出现问题，郭先生的自我价值一再被贬低，抑郁情绪不断加深。再加之孩子考学的经济压力，负面情绪不断叠加。研究表明，持久的抑郁情绪得不到缓解可能会导致抑郁症，所以郭先生出现了失眠、食欲不振、兴趣减退、感觉精力不足等抑郁症的早期症状。

在案例中，郭先生因遭受了一次又一次的挫折事件，一直处于低落抑郁的情绪之中。妻子不理解，夫妻之间出现矛盾而没有沟通解决，这使郭先生遭受持久抑郁情绪时原本可以从家庭获得的支持缺位了。同时，企业的工作环境忽视员工的心理健康，没有意识到心理健康与工作之间的相互作用。对新员工的工作要求过高，对员工人际关系不重视，导致郭先生的工作陷入恶性循环之中。各种负面情绪堆积，却得不到及时的疏导和调节，郭先生由此产生了心理健康问题。

我们知道情绪是一种内心的感受和体验，现代生理学、心理学和医学的研究成果表明，情绪对人的身心健康具有直接影响。我们身处社会中，难免会遇到各种烦恼，产生消极情绪。但并不是说消极情绪就一定会危害心理健康，重要的是我们要采取措施改善消极情绪，不要让消极情绪持久地留在我们身边。

🚌 压力的来源

压力，首先是一个物理学的概念。从心理学上，它是指个体对于外界压力源的刺激产生身心反应的一系列过程。而压力源是指任何能够被个体感知并产生正面或负面压力反应的事件或内外环境刺激。通俗来讲，压力源就是压力产生的原因。

压力源有五种类别：

（1）生物性压力源。这是一系列直接阻碍和破坏个体生存与种族延续的事件，包括躯体疾病、创伤、饥饿、性剥夺、睡眠剥夺、感染、噪声、气温变化等。

（2）精神性压力源。是一组直接阻碍和破坏个体正常精神需求的内在和外在事件，包括错误的认知，个体不良经验，道德冲突以及长期生活经历造成的不良个性心理特点（易受暗示、多疑、嫉妒、自责、悔恨、怨恨等）。

（3）社会环境性压力源。是一组直接阻碍和破坏个体社会需求的事件，包括纯社会性的（如重大社会变革、重要人际关系破裂等）和由自身状况造成的（如社会交往不良等）。

（4）急性压力源，也称消极生活事件。是指非连续性的，有清晰的起止点，可以观测的明显的生活改变（如亲人逝世）。

（5）慢性压力源。是指日常生活困扰，可以分为生活小困扰和长期社会事件所带来的烦恼。

换个角度看问题

很多时候负面情绪的出现源于我们的认知和对事物的解读。我们可能只看到它消极的一面，就以为是全部。但世界是不断变化的，积极与消极没有清晰的界限，也没有绝对的评判标准。所以，在看待问题的时候，要学会"合理变通"。合理变通的主要方式可以概括为以下几种：

1. 回避——转移注意力

尽可能躲开导致心理困境的外部刺激。这里的"躲开"既可以是转换外部环境，避免事情的发生，也可以是转换注意力，通过主观努力来影响情绪。例如，停下手中正在从事的事情，转而进入到一项可以全身心投入来实现大脑兴奋中心转移的活动。

2. 变通——合理化

寻找合理的外部理由保护自己免受情绪困扰，以减轻痛苦，缓解紧张，使内心获得平衡。例如，当你不小心丢了钱包，不将其归因为自己的倒霉或粗心，而是"破财免灾"。

3. 升华——以积极心理看待消极事件

用一种全新的、积极的、为更多人所接受并认可的心理认知代替旧有的心理认知。如"失败乃成功之母""化悲痛为力量"，从失败的消极因素中找寻其中蕴涵着的积极因素，使之成为我们奋起图强，取得成功的动力和契机。

4. 自我安慰——减少糟糕的想法

在事情结束后，承认现实会比垂头丧气好得多。其实，大多时候事情并没有想象的那么糟糕，我们要尽量少用"为什么"句式，转而使用"还好我不是……"来进行自我安慰，化解心理障碍。

🚌 适度宣泄

适度的宣泄可以将内心的不良情绪释放出来，让压抑的心境得到缓解和改善。当然，也要找到一个合适的发泄渠道。可以采用以下几种方法：

1. 直接对刺激源发怒

刺激源即造成情绪问题的直接因素。如果发怒能够有利于澄清问题，是积极、有益且合理的，可以直接释放情绪。

2. 借助他物出气

如果无法直接对准刺激源，可以借助于其他物品。例如，在纸上随意写随意画、将纸张撕碎、大声吼叫，但注意不要伤害到他人。

3. 学会倾诉

遇到烦闷、不快的负面情绪时，不要憋在心里。尝试向朋友、家人甚至某位陌生人吐露。如若找不到倾诉对象，不妨写在日记里。

4. 哭泣

哭泣能够释放心中的压力，当过多负面情绪堆积时，尝试着哭一哭，会发现心情舒畅很多。

🚌 正念练习

正念疗法是 20 世纪 70 年代由美国学者卡巴金提出的一

种心理治疗方法。帮助我们专注当下，察觉内心，以好奇和接纳的方式迎接内心和脑海中的每一个念头，这有助于我们更好地应对情绪和压力的影响。下面有几个小练习，可以尝试着做一做。

练习一：笑脸

（1）不管你在做什么，露出笑容。

（2）如果你愿意，可以假装在一本书、手机或电视上看到了有趣的东西，或许这样做起来会更容易一些。

（3）嘴角微微上扬，让前额放松，温柔地抬起眼睛。

（4）你现在感觉如何？

（5）让自己拥抱所有体验，不多不少，接受如实的体验。

（6）简化这一时刻，让所有想法、图像或记忆都离开。

（7）记住呼吸。

练习二：墙上的镜子

（1）下次当你站在镜子前，最好是没有旁人在场的情况下，请停下来好好端详你自己。

（2）深入观察自己的眼睛，它们像星辰一般闪耀（确实如此）。

（3）记住呼吸。

（4）关注脑海中出现了什么想法，如批判、赞扬。

（5）看看自己是否能释放这些想法。

（6）深入你的双眼，思考一下你居然拥有智慧、能看见、能呼吸、能呈现这样一个自己（不管自己现在如何）。

（7）用任何你喜欢的方式来欣赏自己。或许你可以微笑，同时看到面前的这个人也朝你微笑。

练习三：正念洗碗

（1）如果可以，给自己留出充分的练习时间，安静地练习。

（2）花点时间享受温水中的泡泡，把水龙头当作是水槽上的瀑布口。关注周围的颜色、声音和气味。

（3）珍视每个盘子并把它视为此刻开心的理由。慢慢地洗盘子，给予它足够的关注。

（4）如果走神了，借助呼吸把它拉回来。在洗盘子的时候，偶尔让自己休息一下，吸气，呼气。然后，继续干活儿。

（5）让自己通过各种感官的感受恢复活力。

（6）随着用心地清洗碗碟，让思绪（如"这不公平，一切事情都要我来做"或诸如此类的想法）溶解在清水中，随着杯盘碗碟的污垢一起清洗掉。

（7）充分关注当下的举动。

🚌 制定压力管理图

如图 3-1 所示，在压力管理图的四个象限（身体、情绪、思想、精神）分别填入一种应对压力的方法。然后将它裁剪下来，贴在你常常你能看到的地方（计算机屏幕旁、镜子上、冰箱上……），时刻提醒自己运用这些方法去管理和应对你的压力。

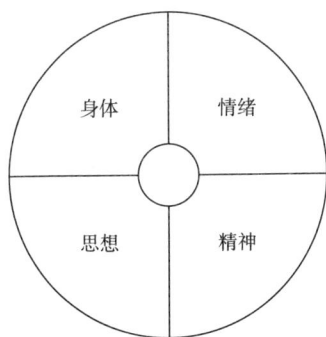

图 3-1　压力管理图

第四章

心理健康与社会化

集体生活是儿童之自我向社会化道路发展的重要推动力；为儿童心理正常发展的必需。一个不能获得这种正常发展的儿童，可能终其身只是一个悲剧。

——陶行知

社会化就是由生物人成长为社会人的过程，也就是说，一个人刚出生时可以说是"动物人"，正是通过人与人之间的相互作用和影响，才慢慢从"动物人"变成"社会人"，这是人类特有的行为。社会化是将个人与社会联系起来的必要环节，它与心理健康紧密相关，健康的心理和良好的行为习惯是社会化的一项重要内容。本章内容将以心理健康与社会化为主题，为公交从业人员解答如下问题：

　　※ 什么是社会化？

　　※ 社会化过程中会遇到哪些心理健康问题？

　　※ 如何在社会化过程中保持心理健康？

🚌 什么是社会化

从广义上来说，社会化就是由生物人成长为社会人的过程，也就是说，一个人刚出生时可以说是"动物人"，正是通过人与人之间的相互作用和影响，才慢慢从"动物人"变成"社会人"，这是人类特有的行为。

狭义的社会化是指个人为适应现在及未来的社会生活，在家庭、学校等社会环境中，经由教育活动或人际互动，个人认同并接受社会价值体系、社会规范以及行为模式，将其内化至个人心里，成为个人价值观与行为的准绳。个体社会化过程有赖于个体与社会的相互作用，有赖于个人生理上的禀赋与社会环境的充分接触，有赖于个体参加社会实践活动。如果一个人从小与社会生活隔离，脱离社会实践，即使他有个体社会化的自然基础与健全的神经系统，也不能获得正常人的社会化。

个人的活动既是一个生命的自然过程，又是社会实践的历史过程。在这个历史过程中，每个人都不是孤立存在的，他的活动都面临着个人与社会的关系问题。随着社会的发展，我们要把握个人在社会中的定位，要经常调整自己的意识和行为，适应社会的规范，并不断学习，减少因适应能力而带来的困惑和压力，保持心理健康。要走出封闭的工作环境和自己的小圈子，多交交朋友。

|心|理|实|验|

社交赢来的幸福

有人做过这样一个实验：在美国当地挑选了一家水平相对较好的养老院作为实验地点，这里面的老人大多能够接受到较好的照顾。经过与养老院工作人员的沟通，实验者决定采取第二层和第四层的老人们作为实验对象。这两层的老人们年龄在 65～90 岁，他们各自的社会经济背景和健康状态处于差不多的水平，其中四层包含 8 名男性和 39 名女性，二层包含 9 名男性和 35 名女性。实验者将第四层的老人作为实验组，将第二层的老人作为对照组。

实验开始前，分别把两个组的老人们召集到一起开会。针对第四层的老人们，工作人员告诉他们，接下来的一段时间，为了提高他们的生活质量，他们的生活中会有三件事情发生改变。第一件事是老人们可以对自己居住的房间进行重新整理。包括一些家具和设施的摆放位置，也可以由老人们根据自身喜好自由决定。第二件事是养老院为老人们准备了各种各样的植物，可以供老人们挑选，他们可以任意选择一个自己喜欢的种类，并自己负责浇水和照看。第三件事是每周四和周五晚上都会放映一场电影，老人们可以自己选择哪一天看电影。

针对第二层的老人们，工作人员告诉他们，为了提高他们的生活质量，接下来会由专门的工作人员帮他们重新整理房间。与此同时，养老院为老人们准备了一种植物，每个人可以领取一份，对于这个植物的浇水和照看的工作也由工作人员完成。最后告诉他们每周四和周五晚上会有电影放映，他们到时候会被告知具体哪一天去看电影。

这就是两组实验条件的分配，并按照这种安排，进行了为期3个星期的实验。两次实验前后的问卷测量结果显示，那些实验组（第四层的老人）的生活满意度和幸福感得到了显著的提高，心理非常健康，而对照组组（第二层的老人）的得分却没有明显的变化，甚至还有老人有抑郁症倾向。

✎
—
实验
解读

实验中两组老人最大的区别就是有没有参加社会实践，第四层老人凡事亲力亲为，按照自己喜好来整理房间，摆放家具，给植物浇水，自己选择哪一天去看电影；第二层老人所有事都被别人安排好，别人安排的房间，别人安排的摆放，别人帮忙给植物浇水，别人通知哪一天看电影就哪一天看，没有自己的思想，也没有需要自己动手、自己决定的事情。长此以往，两组老人的心理健康状况发生着完全不一样的变化。一组是没有被控制行为，可以自由实践；一组被控制行为，凡事只需听从安排。慢慢地，一组成了"社会人"，一组成了"机器人"。所以健康的心理和良好的行为习惯是社会化的一项重要内容，反过来社会化进程也会影响心理健康状况，这一案例生动地说明了心理健康与社会化之间关系的密切性。所以，在日常生活中我们要在社会化中保持良好的心理健康状况，从而更好地进行社会化。

社会化过程中常见的心理健康问题

我们在社会化过程中一般遇到如下一些心理健康问题：

1. 情绪异常

毫无原因的情绪波动，由性格开朗变得忧心忡忡，长吁短叹；由性格温和变得易发脾气；由性格文静变得兴奋活泼，爱管闲事等。

2. 抑郁焦虑

抑郁最典型的是情绪低落、悲观失望，进入"无价值感、无用感、无望感"的"三无模式"，对生的忧虑大于对死的恐惧。

3. 缺乏安全感

缺乏安全感是对事物不必要的过度担心，缺乏自信，过于在意别人对自己的看法，同时，内心深处对自己和别人又都不够信任，对周围的人与事总是抱着怀疑的态度。

4. 思想消极

思想消极多表现为悲观、自卑，对前途绝望，对自己微不足道的过失和缺点无限夸大，感到自己对不起他人、家庭和社会，认为自己罪恶深重。

5. 胡思乱想、疑神疑鬼

无法控制自己的思想，在面对事物时也无法正确认知，总是将一些不着边际的事情联系到自己，对人和事都持怀疑态度。

6. 与社会严重脱节

性格孤僻，不善与人沟通交流，感觉自己与周围的人以及环境格格不入，始终活在自己的世界里，无法紧随时代发展的步伐。

🚐 小测试——你是否总是游离于集体之外

如表4-1是一个心理学小测试，它能检测你的心理状态。

表4-1　心理小测试

问题	从不	有时	经常	总是
1. 觉得自己和身边的人不同，或者觉得不如他们，在内心不自觉地夸大差异、缩小共同之处	1	2	3	4

问题	从不	有时	经常	总是
2. 即便和别人待在一起，也感到孤单	1	2	3	4
3. 在群体中容易感到紧张、难为情，很难放松下来做自己，害怕说错话、做错事，时常努力盘算自己下一句该说什么，时常觉得自己没什么特别的话可说	1	2	3	4
4. 为了融入集体，会假装自己和别人一样，但是从不让别人看到自己"非正常"的一面，坚信如果别人知道自己那些不为人知的生活方式和感受，就会拒绝跟自己再来往	1	2	3	4
5. 一直无法接受自己的某个或者某些性格特征，比如腼腆、情绪化、柔弱、依赖，觉得别人因为这样而瞧不起自己	1	2	3	4
6. 一直对自己的外表不满、认为自己不如别人认为的那么有魅力，对自己的"生理缺陷"比如体重、身形、身高、容貌、肤色、体毛之类的特别敏感	1	2	3	4
7. 逃避那些可能让自己显得笨拙、迟缓或者尴尬的情况，以致于影响到学业深造、工作晋升、个人发展	1	2	3	4
8. 爱拿自己和别人比，特别在意那些别人有而自己没有的特质，这类特质往往和社交中的受欢迎程度相关，如财富、地位、外表、运动天赋、衣着品味等	1	2	3	4

回答完上述问题后，静下心来想一下（尤其是分数较高的人）：你有没有总感觉自己游离在集体之外，很难真正融入大家？是否有时候别人会说你是个冷漠的人？

有时候，因为无所适从或者感到紧张，我们的言行可能会被解读为"冷漠",进而遭到议论和排斥。这本非我们所愿,然而事情时常就这样发生了。这种存在"游离在集体之外"的心理状态的人,常常会有上述心理测试题中描述的体验,心理学家也把它称为"社交孤立图式"。事实上,几乎所有人都有一定程度的社交孤立图式。我们心中总有一部分会觉得没有安全感、不确定自己是否会得到接纳。毕竟,谁没有被排斥、拒绝的经历呢?

因为"你跟我们不一样"而遭受排斥甚至人身攻击的靶子非常多,如身体、心智等,可能你也曾遭受过同样的羞辱,甚至这类羞辱来自身边亲近的人。

作为具有理性思维的成年人,我们也许不会因为这些原因排斥别人。但当我们还是孩子的时候,可能也至少参与了"不作为的恶"。为了弥补造成自己"不受欢迎""被集体排斥"的缺陷,很多人在童年阶段努力在社交之外的领域付出努力,同时发展出一套对于社交领域的自我高标准,认为只有这样,别人才会接受自己。而这样的高标准,常常带来强烈的焦虑感,反而影响他们的正常发挥。久而久之,他们更加没有安全感、得不到别人的接纳,甚至产生心理创伤。从此开始害怕与人接触、交流,封闭自己,将自己隔离在社会之外,而逐渐反社会化。

|心|理|故|事|

"闲"出来的病

刘老身体健康，精神抖擞，领导着一个近千人的大厂子，上上下下没有一个人不服他，不敬他。两年前厂领导换届，刘老的厂长职务被年轻人取代。但厂方考虑到他的年龄和工作经验，让他做厂里的技术顾问。可刘老当领导当惯了，总是爱管事，爱操心，看什么不顺眼就想多说几句。别人考虑到面子问题，当面不说什么，私下里该怎么做还怎么做，刘老只能是干着急和生气，回到家里也总是闷闷不乐。更让他不能接受的是，很多人看见自己连招呼都不打，还在背后说长道短。刘老实在不能忍受，赌气提前一年退休了。一年多的光景，刘老就完全变了个人，目光呆滞，脸色灰暗，过去的精神头一点也没有了，天天待在家里足不出户，连他老伴都觉得有点不可思议。最近，刘老的举止越来越奇怪，情绪低落到了极点，动不动就大发脾气。后来干脆一个人跑到阁楼上住了。一天夜里，老伴半夜醒来发现阁楼上的灯还亮着，好像还听见老头子在和谁说话，老伴觉得很奇怪，于是上去一看，发现老头子把孙女的几个布娃娃一会摆弄成这样，一会摆弄成那样，嘴里还在念念有词，好像在指挥工人们生产一样。

刘老退休后情绪低落、易发脾气、烦躁不安，对什么都不满意，这是明显的离退休综合征。它是指老年人由于离退休后不能适应新的社会角色、生活环境和生活方式的变化而出现的焦虑、抑郁、悲哀、恐惧等消极情绪，或因此产生偏离常态行为的一种适应性的心理障碍。由于刘老无法适应退休后的生活，完成退休后的社会化，所以出现一系列心理问题以及奇怪行为，所以社会化完成与否与心理健康与否之间有很大的相关性。这也提醒我们的读者要努力完成社会化，才能更好地保持心理健康。

🚌 与他人建立联系

1. 保持良好人际关系

良好的人际关系对心理健康很重要，这也是人要进行社会化的原因之一。现在工作和生活节奏比较快，很多人的处境比较孤独。保持和家人朋友的联系，这能消除孤独感。感到艰难或遇到挫折时获得家人的支持和帮助，更容易战胜困难且通过难关。保持良好的人际关系可以帮助你建立归属感和自我价值感，提供情感支持。

2. 花时间和家人、朋友在一起

如果可能的话，每天花点时间和你的家人在一起，比如安排一个固定时间一起吃晚餐；和有一段时间没见面的朋友出去玩；试着关掉电视，和你的孩子、朋友或家人聊天或玩游戏；和同事一起吃午饭；拜访需要支持或陪伴的朋友。

3. 为别人做些事

日本著名社会医学家若月俊一曾说：利他可以延年。他说："要使自己生活过得充实、有意义、有价值，就要一切为他人多着想。这样你会感到胸怀宽阔，精神舒畅。这给全身的血液循环和激素分泌，都会带来良好影响。"研究表明，给予善意的行为可以通过创造积极的感觉和奖励感，以及目标感和自我价值感的方式帮助你改善心理健康。例如，对别人为你做的事说谢谢；询问朋友、家人或同事的近况，认真倾听他们的回答。助人者在做好事后往往会感受到一种道义上的满足感，他们在帮助别人的同时，修养了自己；奉献了物质的同时，自己得到了精神上的满足，体会到了人生的意义和价值。这种精神上的欢愉、轻松和幸福感，对于助人者的健康是非常有好处的。

| 心 | 理 | 故 | 事 |

"时代流民"的自杀

《肖申克的救赎》主要讲述了男主安迪因为被人诬陷入狱（监狱名为肖申克），最后自我救赎的故事。剧中有一位非常不起眼的角色——老布。这位老人家已经在监狱里生活了几十年了。老布在监狱中有着自己的朋友，而且他还管理着监狱的图书馆。监狱中的所有人都很尊敬他。但是，当他走出监狱之后，心里面却是一片茫然。在监狱中待了几十年，他完全无法适应外面的世界。几十年的的飞速发展，让他成为了一个"时代流民"。出狱之后，他选择了在一个超市中当收银员。但是，他因为不懂得一些社会规则而被人嫌弃，最终他选择了自杀。自杀前他在门口的门栏上写了这么几个字："Brook was here."（老布在这。）即使世界上没有人再认识他，他也想让人记住这个名字，记得有一个叫老布的人曾经在这里住过，这个在监狱中生活了几十年的老人只不过是被"体制化"了。

在监狱中，他有着自己的朋友圈。别人会尊敬他、爱戴他，他也喜欢这样的生活。但是到了外面的世界，他就要从头开始。外面的人不会在意他在监狱拥有过什么。监狱是一个很奇怪的地方，所有人都不想进监狱。

但是，当他们犯罪进了监狱之后，会逐渐适应它，到最后发现自己再也离不开这个地方。在剧中，有很多人都不想离开监狱。甚至很多人为了留在监狱而选择继续犯罪。其实，他们只不过是被同化了。外面有外面的体制，监狱有监狱的体制，一旦适应了某一个体制，那么脱离之后，人会面临一些困难。

故事解析

　　监狱外面的社会和监狱中的社会是完全不同的。外面的人进入监狱中，要去适应监狱中的法则，重新进行社会化。剧中的老布从正常生活中的状态到适应监狱，从抱怨到习惯再到依赖，这就是社会化的过程。而当他出狱之后，他已经适应了监狱的社会，面对外面世界的飞速发展，他需要再次进行社会化去适应外面的世界。而这时的他已经再也没有能力去进行社会化了。他能想到的就是尽快结束自己的一生。这也带给我们很大的启发，在时代发展日新月异的今天，每个人都要不断地适应社会，跟上时代的步伐，否则将会成为时代的流民。

　　一个人还是婴儿的时候自然什么都不会，还没有融入这个社会当中，仅仅是自然人。而当他们身处在社会的环境中，开始学习和掌握知识、技能、语言、规范、价值观等社会行为方式并逐渐形成人格特征时，他们就向着社会化的人改变。我们每一个人都经历着从自然人到社会人的过程，只要你与世界万事万物有着联系，那么你必将要适应这个社会，必将做出妥协。

学会合作与竞争

　　合作与竞争是当今社会的基本特征，在竞争中合作，在合作中竞争，只有这样才能在合作与竞争中展现更好的姿态，才能有更好的成绩。良性竞争与真诚合作共同促进人们的身心健康发展和社会的进步。

　　社会心理学家多伊奇的目标手段互依理论认为，个体行为的目标或手段与他人行为的目标和手段之间存在相关或依赖的关系。当自己的目标和手段的实现是以他人目标和手段的实现为前提时，就会产生合作关系，如一支球队各球员之间的关系。人类社会的发展和进步离不开合作。个人只有与他人合作，才有力量。养成集体观念和合作精神，能帮助人们勇于合作、乐于合作、善于合作。良好的合作使人们拥有面对困难的勇气和战胜困难的力量。

　　然而当自己的目标和手段的实现，是以他人的目标或手段不能实现为前提时，就会产生竞争关系，如拳击比赛两个对手之间的关系。在竞争状态下，人的潜力会被激发，精力更加充沛，从而取得平时不能达到的成绩。因而，一定强度的竞争对群体行为有着积极推动作用，提高群体效率，增强群体凝聚力。勇敢地参与竞争能拓宽人生之路，对人生发展有重要意义。从社会来说，竞争推动社会的发展。

第五章

心理健康与行为

本章导语

　　健康是大自然所能给我们准备的最公平最珍贵的礼物。

——蒙田

在提到心理健康时，我们首先想到的是良好的心态和行为反应。心理健康的人要具有健全的人格，能够正确认识自我和现实，在自我发展中认识自己的长处和不足，竭力发展自己的潜能和价值，努力适应社会的变革和要求。健康的人能够接纳和控制好自己的行为，能够在生活中获得更多的乐趣。在这样一个充满挑战的时代，科技迅猛发展，物质生活丰富，但是同时，人们的心理健康问题越来越严重，这些心理健康问题引发了种种不良的行为，影响了人们的正常生活。本章内容将以心理健康与行为作为主题，围绕大家关心的行为与健康问题，去解析探讨背后的原因，并解答以下问题：

※ 生活中常见的行为有哪些？

※ 心理健康与行为有怎样的关系？

※ 怎样才能更好地控制我们的行为？

| 心 | 理 | 故 | 事 |

借酒消愁的恶性循环

　　小李今年 30 岁，平时总是显得非常腼腆，第一次见到他的人都以为他非常内向，但是熟悉他的人都很清楚，他其实是一个很健谈的人。在小李上小学的时候，他的父亲突发心梗离世。在之后的日子里，小李和自己的母亲、妹妹相依为命。因为父亲的早逝，加上小李的个子又小，所以在上学的时候同学们总是嘲笑他、欺负他。因此，他变得十分孤僻、自卑，朋友也很少。初中以后，他意识到学习的重要性，自此之后专心学习，并顺利考上了大学。但是在大学期间，小李因为性格孤僻，人际关系也变得很差，每当遇到不开心的事，经常独自借酒消愁。那个时候，酒成了他调节自己的最好的帮手。

　　大学毕业以后，他回到了自己的家乡工作。虽然当地的经济不太发达，但是酒风彪悍，在他熟悉的人里面，有很多都是酒徒。几年后，因小李工作努力，成绩突出，被领导提拔到了中层领导干部的位置。新的岗位上，他不仅要面对更加繁重的工作，还要经常外出应酬，这无形中给不太善于言辞的他增加了更多的压力。在每次的应酬中，小李发现酒可以让他放松下来，讲话也不是那么紧张了，逐渐地他找到了自信。渐渐地，他的酒量越来越大，他也成了酒徒中的一分子。

再到后来，他每天睁眼就想喝酒，强烈的饮酒欲望摧毁了他所有的意志。无论什么时候，他都想找机会喝酒，大饮特饮之后就是烂醉。但是每次狂饮烂醉之后，他都会感到十分懊悔，并无数次下定决心，不能让这种情况再次发生。小李也一直尝试着戒酒，但是酒醒之后，或者当他的酒友来找他时，他又开始喝酒，忘记了自己的诺言，又重新变成了嗜酒如命的酒徒。在这样一次一次的反复无常中，他无法完成自己的工作，离开了岗位，每天都沉浸在喝酒烂醉的恶性循环之中。

✏️
**故事
解析**

嗜酒和高血压、糖尿病一样是一种疾病，与人的意志并没有太大的关系。嗜酒者之所以嗜酒，无法摆脱它的控制，是因为他们可以轻而易举地买到酒并合法使用它，而且自己没有意识到必须要摆脱它的束缚，简单认为只要自己愿意就可以少喝或者不喝。但这其实是一种误区。首先，我们的体质对于酒精有一种过度敏感的反应，对于嗜酒者来说酒精有强烈的成瘾性；其次，人一旦嗜酒成瘾后，就很难恢复到正常的饮酒状态，哪怕是简单的一杯，也可能会成为导火线，如果想要能够保持长时间的清醒状态，最好是滴酒不沾；最后，酒瘾反映出嗜酒者需要修正人格上的缺陷，生活中许多的嗜酒者就像本案例的主人公一样，或多或少有着这样或者那样的缺陷，这些性格上的缺陷可能会让人嗜酒成瘾，而嗜酒又会加重这些性格缺陷。所以，应该采用积极的态度和方式去修正性格上的缺陷，从而对戒酒产生积极的影响。

🚌 常见的行为有哪些

人类行为主要分为：本能行为，如食、性；情感行为，如喜、怒、哀、乐、悲、恐、惊；交往行为，如人际语言交流和书面交流；模仿行为，如小孩对大人行为举止和语言等的模仿；学习行为，如学说话、学走路、学文化、学知识等；制造行为，如制造工具、制造机器、盖高楼、建大桥等；创造行为，如新产品的研制和开发等。

人类不同于其他生物，同时具有生物和社会双重属性，据此可将人类行为划分为本能行为和社会行为两大类。在现实生活中，更多的行为表现与我们的心理投射息息相关，行为表现的根本动力是心理因素的影响和驱动。

|心|理|故|事|

为什么上台讲话容易紧张

张师傅是某某公交集团非常出色的一名公交驾驶员，用他身边人的话讲就是"张师傅的驾驶技术如果排第二，没人敢说第一"。不管是驾驶的理论知识还是实际的操作能力，张师傅可是他们单位所有驾驶员中的佼佼者。可他有个不大也不小的毛病——人多的时候讲话容易紧张，一紧张就脸红，脑子里一片空白。单位为了促进驾驶员之间的交流和经验学习，邀请张师傅为驾龄较短的驾驶员进行培训，张师傅在上台前暗示自己不紧张，放松，大家都是同事，互相认识。可当张师傅上台看到台下那么多人都看着他时，他就莫名开始紧张、脸红、心跳加速。当天的讲座，张师傅讲得也是一塌糊涂，后来张师傅为此事很懊悔，觉得单位器重他，但他又没达到单位的期望。

✎ 故事解析

心理学家告诉我们：紧张、胆怯的人往往对人际关系格外敏感，也就是大家常说的"脸皮儿太薄"。从心理学的角度来讲，这类人太在意别人对自己怎么看，而对自己缺少应有的自信。不敢当众表达自己的感受，不仅自己活得很累，也让别人感到不舒服。

为什么有的人能在最短的时间内控制紧张的心理，让人几乎看不出明显的表现？而有的人却常常遇事就紧张，表现出脸红、心跳加速？从心理学的角度来讲，紧张是人体在精神及躯体两方面对外界事物反应增强过程中表现出来的情绪反应。紧张会使我们睡眠质量下降，注意力不能集中，头痛、心慌、易疲劳。普通的紧张一般都是暂时性的，突发性的紧张会带给我们一种恐惧感。

正确面对紧张

紧张主要有三种情况：事前的紧张、事中的紧张和事后的紧张。

1. 事前的紧张

当我们准备要做或者要应对一件事情的时候，我们处于过多考虑自己感受的过程之中。在这个过程中，我们会想象一个"危险性的后果"，以及这个危险性的后果可能带来的各种结果，甚至在我们的脑海中会出现自己所担心的场面，自己会越想越多，越想越害怕。

2. 事中的紧张

在做事情的过程中，由于我们过分担忧一些事情，在紧张的心情下，我们的大脑甚至出现空白，不知道该怎么办。此时我们往往会感到自己的注意力不集中，对方的话很难听明白，自己的意思很难表达清楚等。

3. 事后的紧张

主要是对自己表现的担忧。在这个过程中往往会因为自己的表现有一点不尽人意，而处于深深的自责心理当中，责备自己的无能，担心他人对自己的看法，无故贬低自己的价值，过分夸大危险性的后果，造成情绪更加紧张，从而步入恶性循环的怪圈。

当今社会是一个竞争激烈、快节奏、高效率的社会，这就不可避免地给我们带来许多紧张和压力。面对这些，个人的力量无法改变环境，但可以通过调整心态和提高应对能力来消除没有必要的紧张情绪。那么，我们应当如何做呢?

第一，降低对自己的要求。一个人如果处处争强好胜，事事都追求完美，自然就会经常感觉到时间紧迫，匆匆忙忙。而如果能够认清自己能力和精力的限制，放低对自己的要求，凡事从长远和整体的角度考虑，不过分在乎一时一地的得失，不过分在乎别人对自己的看法和评价，自然就会使得心情放松下来。

第二，要学会调整节奏，劳逸结合。在日常生活中要注意调整好节奏。工作学习时要思想集中，玩时要痛快。要保证充足的睡眠时间，适当安排一些文娱、体育活动。做到张弛有度，有劳有逸。

第三，腹式呼吸。为了缓解紧张情绪，我们可以选择坐着、站着或者躺着，闭上双眼，保持缓慢吸气 3~5 秒，直到肺部充满空气，使腹部也隆起。然后缓慢呼气 3~5 秒，将肺部的空气尽量全部排空。在腹式呼吸运动练习中，吸气与呼气最好通过鼻子。在吸气与呼气时，我们要把注意力集中在呼吸的感觉上，比如感觉肺部的扩张与收缩、空气的进与出、腹部的运动等。由于注意力集中在这些感觉上，神经就会放松，就不太可能会产生紧张的想法了。一次可以练习 10~20 分钟，每天一到两次，在早晨起来、睡觉之前或者紧张情绪出现时去做效果更好。

🚌 行为与心理健康的关系是怎样的

许多研究表明，一个人的行为与心理健康之间是相互影响的关系，但是起到主导作用的还是心理。一个人的行为，是由其内在的心理活动推动的。无论是什么样的行为，都有其内在的心理原因，哪怕是一些看似不经意的行为，也无一例外。

行为是外显的，而心理是内隐的，内隐的心理主导着外显的行为。行为是能够看得见的，而心理是看不见摸不着的。

引用行为主义的代表人物华生的话说，人的心理犹如一个黑箱，我们无从知道里面有什么，但可以通过行为推测分析。我们可能不需要知道一个人的心理，也可以预测和控制一个人的行为。然而事实上，所有的行为背后都有心理活动的支撑，虽然不一定能被自己和他人觉察到。人的心理包括很多的因素，如知觉、记忆、情绪、情感、欲望、兴趣、动机等。而这些心理状态往往也只能通过人的行为被他人观察和了解到。

另外，人的行为也会对其心理产生影响和改变。一个人长期重复某种行为，就会形成某种心理定式，之后在面对相同或者相似的情景时，心理的灵活性就会降低，更倾向于采用习惯性的行为反应方式。例如，一个人在某一次非常焦虑的时候，抽了一支烟，紧张的情绪得到了缓解。同样，在面对下一次焦虑的时候，又选择抽支烟来调节。这样久而久之，他的内心就会默认抽烟缓解焦虑这种方式，而看不到其他的可能性，如喝口水，或者出门运动一会儿等。另外，在生活中，我们常听到的"弄假成真"也是如此。例如，一个学生本来是不喜欢数学的，但是为了学好数学，就做出喜欢学数学的样子，装作喜欢上数学课、做数学作业，像一个真正喜欢学数学的学生那样去学数学。久而久之，他就会慢慢建立起对数学的积极体验，就真的会喜欢上数学。这就是行为对人的心理的影响。而当他内心真正喜欢数学的时候，他又会有更多喜欢数学的行为反应出来。这就是心理和行为的相互影响。

同理，当一个人焦虑时不喝水、不运动而选择抽烟，他本来不喜欢这样却要虚假地做出喜欢的样子，这也是心理活动的结果。

所以，在心理和行为之间，是相互影响的关系，但是心理起着主导作用。

学会处理焦虑情绪

焦虑情绪不能完全说是一种坏事，只有缺点没有优点。适度的焦虑可以使我们处于充满进取和居安思危的状态，但是过度的焦虑就应该重视了。其实，过度的焦虑也并没有那么可怕，只要我们能够及时发现并且注意到它，然后以一种积极的心态和有效的方法去应对，就不会对我们造成伤害。

1. 增强自信心

自信是对抗焦虑情绪的基础与前提。作为一个深受焦虑情绪困扰的人，首先必须要自信，减少自卑感，应该相信自己有能力摆脱不良的情绪。多增加几分自信，焦虑的程度就会降低几分，完全恢复自信的那一刻，也就是最终驱逐焦虑情绪的时刻。

2. 练习自我放松

肌肉放松法是一种简单有效的方法，具体的操作是：轻松地坐在一张单人沙发上，双臂和手平放于沙发扶手上，双腿自然前伸，头与上身轻轻靠后。整个放松训练按照由上至下的顺序：头部肌肉放松→颈部肌肉放松→肩部肌肉放松→手臂肌肉放松→胸部肌肉放松→腹部肌肉放松→大腿肌肉放松→小腿肌肉放松→脚趾肌肉放松。放松动作的要领是先使该部位肌肉紧张，保持紧张的状态10秒，然后慢慢放松，并注意体验放松时的感觉。如果能配合深呼吸，效果会更好。每次放松训练10~20分钟，可以安排在睡前进行。如果能持之以恒，不仅能够消除焦虑，而且能全面促进身心健康。

3. 自我冥想与反省

有时候对于焦虑情绪的出现，可能是我们压制了某些情绪和体验或者欲望，但是这种压制并没有消失，它依旧存在于我们的潜意识中，它就像一个病毒一般潜伏在我们的潜意识中，等待时机的成熟立马就会爆发。这种情况出现时，人们只知道焦虑所带来的痛苦，但是不知道其中的原因。因此，在这样的情况下提倡大家进行自我的反省，把潜意识中引起痛苦的事情诉说出来，在必要的情况下可以发泄出来，通过这样做我们的焦虑情绪可能会慢慢消失。

4. 习惯自我刺激

一般情况下，当焦虑来临时，人们倾向于胡思乱想，坐立不安，百思不得其解，非常痛苦。在这种情况下，我们可以采用自我刺激的方法，转移自己的注意力。例如，当我们胡思乱想时，我们可以去看一部具有幽默感的电影或者出门和朋友一起玩，从而忘却痛苦的事情。这样也可以防止胡思乱想再产生其他负面情绪，同时也可以逐渐增强我们的适应能力。

做自己心灵的主人，收获人生的快乐

首先，不断地学习，培养自己的大爱之心、理解之心、宽容之心。

其次，多换位思考，多从对方的角度看问题。

再次，改变自己的思维和方法，不要太固执死板，既要有原则，还要灵活。

最后，遇到不开心的事或者有什么想不开的事，可以和朋友倾诉，在和别人倾诉之后，可以在很大的程度上消除内心积累的烦恼和痛苦，开启心灵之窗。

在自己的行为出现偏差时，可以调整一下自己的生活、休息习惯，不要去做无意义的事。

心灵的开启，不需要太多烦琐的文字游戏。在以上的案例讲解中，我们能够发现每个案例和故事都是一次心灵的洗涤，都会让我们对自己有更深入的认识和了解，希望每个人都能够好好地珍惜大自然馈赠给我们的这份珍贵礼物。

.

第六章

心理健康与个性倾向性

本章导语

$H = S + C + V$（幸福公式）

我们真正感受到的幸福持久度（H），取决于我们天生遗传的幸福范围（S），加上我们的生活条件（C），再加上我们可以控制的因素（V）。

——马丁·塞利格曼

你需要什么？你的兴趣是什么？你的理想是什么？你怎么看待这个世界？……这些都是个性倾向性的范畴，它们都会随着个人成长而不断变化。本章内容将以心理健康与个性倾向性为主题，从需求动机、价值观、兴趣爱好三个方面入手，为公交从业人员解答以下问题：

※ 什么是个性倾向性？它包含哪些方面？

※ 个性倾向性与心理健康有什么样的关系？

※ 如何从个性倾向性角度去保持心理健康？

什么是个性倾向性

个性心理倾向是个性结构中最活跃的因素。它是一个人进行活动的基本动力，决定着人对现实的态度，决定着人对认识活动的对象的取向和选择。主要包括需求、动机、兴趣、理想、信念和世界观。

上述各个成分并不是孤立的，而是相互联系、相互影响。个性心理倾向较少受生理因素影响，主要是在后天的社会化过程中形成的。其中需求又是个性心理倾向乃至整个个性积极性的源泉，只有在需求的推动下，个性才能形成与发展。动机、兴趣和信念等是需求的表现形式。个性心理倾向是以人的需求为基础的动机系统。

需求与心理健康

1. 马斯洛的需求层次理论

需求是人们内部的一种不平衡状态，是人们活动积极性的源泉或基本动力，具有客观性和必要性。这种不平衡状态包括生理和心理两方面，个体需要不断努力才能维护平衡状态。虽然人和动物都有各种各样的需求，但人与动物的需求存在着本质区别，不仅体现在需求的内容上，也体现在满足需求的手段上。

美国心理学家亚伯拉罕·马斯洛从人类动机的角度提出需求层次理论，它强调人的动机是由人的需求决定的，人在每一个时期，都会有一种需求占主导地位，而其他需求处于次要地位，这些不同等级的需求分别为生理需求、安全需求、社会需求、尊重需求和自我实现需求（图6-1）。

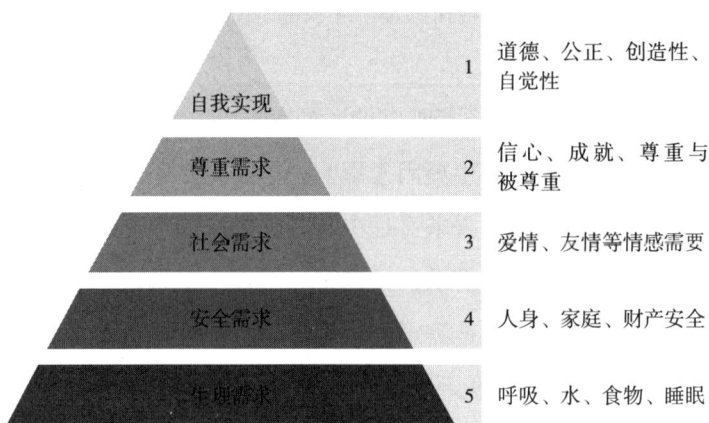

	1	道德、公正、创造性、自觉性
自我实现		
尊重需求	2	信心、成就、尊重与被尊重
社会需求	3	爱情、友情等情感需要
安全需求	4	人身、家庭、财产安全
生理需求	5	呼吸、水、食物、睡眠

图 6-1 马斯洛需求层次理论图

（1）生理需求。指维持个体生存和种族发展的需求，是人的各种需求中最原始、最基本、最需优先满足的一种。比如人类生活所需的水、睡眠、食物等。

（2）安全需求。指对稳定、安全、秩序、保障以及免受恐吓、焦虑和混乱折磨等的需求。安全需求是在生理需求相对满足后出现的，它同样可以支配个体的行为。

（3）社会需求。这是人们对于友情、亲情的需要，对受到组织、团体认同的需要，是人们的社会需求。需求关系是人际关系的核心。

（4）尊重需求。指个人对自己尊严和价值的追求。包括两个方面，一是希望得到别人对自己的尊重，二是个体自己对自己的尊重。

（5）自我实现需求。即个体实现自己的理想、抱负，充分发挥自己的潜能，成为所期望的人物的需求。马斯洛提出，为满足自我实现需求所采取的途径是因人而异的。自我实现的需求是在努力实现自己潜力的基础上，使自己越来越成为自己所期望的人物。

2. 需求与心理健康的关系

在需求的内在驱使下，我们需要一份工作养活自己、养活家人，满足温饱、拥有充足的睡眠，满足自身的生理需求；我们需要一份安全保障，如健康保障、五险一金、住房保障等。公司给予我们一份物质上的保障，与此同时，也给了我们一份安全保障。在精神层面上，我们需要友情、爱情，来自家庭、公司、同事们的关心和爱护，我们可以主动营造良好的社交氛围，建立对公司的归属感、认同感。我们还需要尊重，不仅是自我尊重、被他人尊重，要坚持职业平等，要有信心。

在马斯洛看来，一个饥肠辘辘的人，人生的目标就是找到食物果腹；一个缺乏安全感的人，他对生命的追求是安全；归属与爱和尊重需求也一样，得不到满足就会有缺失；"自我实现"是"少有人走的路"，只有那些低级需求真正满足的人才容易走上自我实现之路。

因此，满足需求才能更好地追求心理健康，心理健康也能更好地推动我们去实现我们的需求。

|心|理|故|事|

生病的许师傅

公交驾驶员许师傅的女儿患尿毒症住进了医院，许师傅自己体检又查出肺部阴影，后被医院确诊为肺癌。公司得知后高度重视，要求相关部门给予照顾，多加关心，对许师傅病情进行跟踪了解。许师傅住院治疗，公司为他缴纳社保、购买工会互助险、发放病假工资，每逢春节，公司领导亲自到许师傅家中慰问并送去节日祝福及慰问金。此外，公司主动与都江堰市、成都市、四川省有关部门联系，寻求帮扶政策，减轻许师傅生活压力。市总工会先后给予了医疗生活等相关补助，四川省总工会从"关癌行动"款项中给予许师傅专款救助，并将其列为长期帮扶对象。（作者 | 易炜 都江堰市城市公共交通有限责任公司文章 |《城市公共交通》2020年第 12 期）

公司"情绪疏导员"通过实时了解联动线路公交驾驶员的工作状态、身体状况、思想动态、家庭情况，切实做到知晓家庭住址，掌握生活状况、了解困难原因、患病情况、子女就学就业等情况。公司的帮助和扶持解决了刘师傅切实的需求。面对一线驾驶员开展"一对一"的关心关爱工作，员工情绪舒畅，在工作中有幸福感，在生活中有归属感，在社会上有自豪感。

故事
解析

情绪产生与变化的背后，实际反映着我们的需求。当我们的需求总是得不到满足，情绪反复多变时，我们的心理健康也会受到不好的影响。例如，当自己得到他人称赞时，自尊和成就的需求被满足，从而感到一种荣誉和喜悦感；相反，当自己受到他人冷落时，就会产生失落和孤独感，因为自己被接纳和获得亲情的需求没有得到满足。我们平时的生活和工作，也是我们追求和实现自身各种需求的过程。人们的需求是多样化的，如完成学业、培养能力、发展自我、追求爱情，还有娱乐、健康、实现兴趣等。这些需求是多层次的，有些是眼前的需求，有些是长远的需求，需求之间有时还相互矛盾。实现和满足这些需要，会受到各种条件的局限与制约，必然会引起情绪上的波动。

价值观与心理健康

1. 价值观是什么

心理学认为，我们生活的重要价值观可以被定义为"不容易动摇的支配生活的重要原则或目标"。也就是说，不管现在处于什么样的环境，价值观是能让自己过得最像自己的生活原则。从采取琐碎的具体行动到做出重要的决定，价值观都发挥着重要的影响作用，扮演着调整我们生活方向的角色。在我们生活当中，从像购买一件衣服这样简单的行为到职业选择、参与社会性活动等，都会有各种价值观之间的博弈。这时候，根据价值观对个人的重要性不同，人们的选择会大有不同。除此之外，价值观也会影响人们对选择的评价。当我们做了违背对自己重要价值观的行为时，人们一般会产生"当时不应该那样做"的懊悔。

每个价值观都有其独特的重要性和一定的优缺点。追求成功也好，照顾他人也罢，保持安稳也好，挑战变化也罢，这些都是生活中需要的。它们只是程度上的不同。我们可以考虑一下自己的价值观是不是太偏向某一边，想一想，自己有没有因为过度注重成功，而对他人漠不关心；有没有因为过度追求安宁，而在需要变化的方面停滞不前。

总而言之，价值观受到稳定的内在、外在因素的影响，所以形成的价值观不容易改变。但是价值观同性格这种稳定的内在特性相比还是有较多改变的余地。所以，要时刻反思自己的价值观是否对自己真的有益，要时刻检查人生的方向。

2. 价值观与心理健康的关系

　　积极的价值观有利于心理健康，相反，消极的价值观会对心理健康产生破坏性的影响。一位心理学家曾经做过这样一项实验，要求被试者把每天的一件最重要的事记录下来，然后判断这是一件令人高兴的事还是一件令人不高兴的事。每一周结束后，要回顾一下 7 天来所发生的事，然后根据自己的心情评价自己的幸福感（如"一点都没感到幸福""有点幸福"……"非常幸福"）。如此下去，每天记一件重要的事，判断是否高兴，每周评价幸福感。进行了几个月后，他将这些被试者的资料收集起来进行分析。结果发现，被试者中对于幸福感的评价依据大相径庭：有的人是根据每周所发生的高兴的事是多还是少来评价幸福感；而另外的人则是以每周令人不高兴的事是少还是多来评价幸福感。请问，假如他们经历了同样的事，他们的幸福感分值会相同吗？谁的分值会更高一些？为什么呢？

　　面对同样的事物，拥有不同价值观的人们却会有着截然不同的情绪感受。例如，同一门考试中，成绩都是刚刚及格的学生却有着不同的感受：有的人庆幸，好歹及格了；有的人惋惜，懊恼怎么没考得更高一些；有的人会感到无地自容，因为他从小到大从没得过这么低的分。在工作的过程中，由于人们价值观不同、交往的观念或方法不同，在交往的过程中有可能发生摩擦，这就需要人们之间相互宽容。宽容就是能够理解交往的对象，原谅并主动去帮助对方，从而达到人际间的和谐。

兴趣与倦怠

1. 兴趣与心理健康

兴趣是指个人对研究某种事物或从事某项活动的积极的心理倾向性。兴趣作为一种意识倾向和内心要求，不是先天就有的，而是在人们需要的基础上，由于对某种事物的了解和熟悉而产生的；不是靠外界强制力量形成的，而是出于个人的强烈愿望建立和发展起来的，如有的人喜欢唱歌，有的人喜欢看书等。

人们的兴趣对象，随着时代的进步和社会的发展而变化，并不断增多。人们的兴趣表现形式是多种多样的，一般有广泛和狭隘、短暂和持久之分。兴趣的内容也是多种多样的，就其性质而言，有正当的兴趣与不正当的兴趣、低级庸俗的兴趣与高雅积极的兴趣等差异。兴趣是引起和维持人的注意力的一个重要因素，人对感兴趣的事物总是积极愉快地去探究。因而兴趣成为人们探求未知和从事某种活动的一种精神动力，养成个性、品德和才能的重要条件。兴趣受着社会历史条件的制约和人生观、道德观的支配。不同的时代、不同的社会、不同的阶层的人，会有不同的兴趣。

2.职业倦怠

（1）什么是职业倦怠？

职业倦怠（burnout）是一种由长期过度的压力导致的情绪、精神和身体的极度疲惫的状态。世界卫生组织将职业倦怠添加到第十一版的《国际疾病分类》中，将它看作一种职场上的现象，但并不认为它是一种疾病。

职业倦怠主要有三个特征。第一是耗竭感，即感觉精力不足或耗尽，如总是觉得疲惫，出现头痛、四肢酸沉等症状。第二是怠慢感，即心理上与本人工作的距离感加深，或对本人工作感到消极或厌倦，如对工作感到麻木，对服务对象的痛苦和需求冷漠、缺乏耐心。第三是工作效能感降低，即取得成就的能力下降，逐渐感觉自己的能力不足。如觉得自己效率下降，总觉得自己不胜任工作等。

（2）公交驾驶员产生倦怠的原因。

公交驾驶员作为公共交通行业服务的主体，身心状况及其驾驶操作直接影响着乘客的生命安全。面对时有发生的公交车恶性事件，如何调节和疏导公交驾驶员的心理压力是亟须引起高度重视的问题。以下这些原因都可能引起公交驾驶员产生职业倦怠。

首先，公交驾驶员每天承担着成百上千群众的日常出行，安全责任系于一身，工作时间长，工作形式枯燥单一。既要服务好乘客出行，又要应对拥堵复杂的路况，还要接受来自社会的广泛监督，精神高度紧张，容易出现烦躁情绪。

其次，道路交通的人文环境除了公交驾驶员之外，还包含私家车人员、乘客、行人等不同角色的交通参与者群体，由于这些参与者需求的多元化、素质的良莠不齐，以及个别乘客的不理解、不支持、不配合，很容易导致纠纷的出现。公交驾驶员长期处于小心翼翼的工作状态下，甚至忍受委屈，会使心理压力增大，容易引起焦虑与烦躁。

最后，公交驾驶员的年龄、性别、气质、驾龄和婚姻状况等个体差异因素，在一定程度上也会对心理产生影响。同时由于职业特性，一方面，公交驾驶员长年早出晚归，法定节假日往往需要加班，与家人、朋友缺乏沟通，容易产生心理健康方面问题；另一方面，公交驾驶员在工作中饮食、休息不规律，久坐不动，极易产生身体机能下降、职业病频发的现象。持续时间过长的压力会影响人的心理健康水平，心理活动的变化又会导致人的行为变化。驾驶行为也受压力和心理健康的影响，因此公交驾驶员会出现一些不安全甚至违章驾驶行为，在产生交通安全隐患的同时，也对道路交通环境造成影响。

│心│理│故│事│

倦怠的陈师傅

公交驾驶员陈师傅是一个非常热爱开车的人，从他第一次学习开车到经过自己的坚持和努力拿到驾驶资格证，到成为一名公交车驾驶员，再到工作过程中遇到了现在美丽勤劳的妻子，他对一切都很满意。但最近，他发现自己早上起来不想去上班了，觉得很疲倦，认为每天遇到的乘客都让他心累，有个别乘客不遵守规则、在车厢里大声争吵、乱扔垃圾等行为都让他觉得很烦躁，觉得自己开不好车了，晚上还会失眠，睡着了又很容易醒过来。

故事解析

　　陈师傅把开车作为自己的兴趣爱好，为开车投入了很大的精力和时间，也在公交车上收获了爱情。但是陈师傅最近对工作持负面态度。他情绪耗竭，对工作有一种过度的付出感，压力过大，能量感缺乏，特别容易疲劳。并且陈师傅自我效能感降低，对自己的开车技术做出消极的评价，伴随着无力感和抑郁感。这种情况就很有可能是产生了职业倦怠。

　　当我们遇到这种情况时，首先可以主动休息一下，申请调休，好好放松一下，找回对工作的热爱和兴趣；其次，可以跟上级沟通，让自己做一些跟自己常规工作不一样的事情，如换一条线路走一走；再次，我们可以尝试把公交车装扮起来，加入一些暖心的元素，让它更温馨，营造一个良好的工作氛围；最后，我们可以跟家人、朋友谈谈心，和妻子、孩子一起做一顿饭，给自己加油打气，等等。

怎样树立职业信心，避免倦怠

1. 设立目标

我们可以根据自己当下和长远的发展需要，为自己设立一些短期和长期的目标。

短期目标是那些我们在当下最迫切需要解决的问题或实现的计划。例如，一个刚毕业的大学生首要的目标是养活自己，那在这个阶段，他可能更看重的是物质激励，因此工作环境中让他不舒服的地方，在他看来也是可以忍受和妥协的。所以，我们首先要知道自己在现阶段，最想要什么，从而给自己树立一个当下最迫切需要实现的目标。你可以给自己列一个目标清单，然后排一个优先级，看看你当下最想要的是什么，然后先去完成优先级高的目标。目标是分阶段的，当我们进入了另外一个阶段，我们的目标可能会有所调整。那时，我们需要去评估新阶段的发展需要，给自己树立一个新的目标，然后再往下走。

长期目标可能是跨度 10 年、20 年，甚至是人一生的目标，包括我们希望自己成为一个什么样的人，以什么职业作为自我实现的途径。例如，你希望在自己能在 30 岁的阶段打好物质基础，在 40 岁的时候，去从事那些和你兴趣、价值观相匹配的工作，如去做独立摄影师、社会工作者、作家等，那在 30 岁的阶段，即便你所从事的职业不是这些，也可以先锻炼相关的技能，慢慢积累，之后就可以顺利过渡转型了。

总之，树立目标后，你会发现你所做的每一步，都是向这个目标一点点迈进，从而日复一日的工作也变得有了意义，职场生活也不再那么枯燥乏味了。

2. 自我激励

当你完成了给自己树立的目标后，记得给自己一个奖励。这个奖励可以是去吃好吃的，和好友逛街，也可以是外出旅游，看部电影，只要是让你觉得开心、放松的事都可以。这些奖励对你而言是一种正向的强化，可以提升你的自我效能感。尤其当你身处逆境，自我激励、自我鼓励就特别重要。

3. 关注积极面

多关注事物的积极面，善于去发现那些工作中的积极因素，如同事的帮助，领导的关心，自己每天微小进步和变化。这些涌动的小幸福，也会让你感到，其实这份工作也不错嘛。要知道，这个世界上并没有完美的工作，任何一份工作都会有让你不满意的地方，但重要的是，我们要知道自己想要什么，能够找到属于自己的目标。工作本来没有意义，是你的目标赋予了工作意义。

第七章

心理健康与个性心理特征

就如同世界上没有两片相同的树叶那样，世界上也没有两个完全相同的人，每个人的心理特征都千差万别，每个人都是与他人如此相似但又如此不同的个体。那些使自己与他人区分开来的东西就是我们所说的个性。个性心理特征是一个人身上经常表现出来的本质的、稳定的心理特点。一个人的个性心理特征主要表现在三个方面：气质、性格和能力。其中，性格是个性心理特征的核心部分。我们的个性与心理健康有着密切的关系，拥有健全的个性是我们保持身心健康的重要前提，也是生活幸福的必要条件。因此，每个人都应该了解自己的个性心理特征，关注自己个性的发展，不断完善自我，为走向幸福人生奠定坚实基础。本章将重点介绍个性心理特征的相关内容，并解答以下问题：

※ 气质和性格分别是什么？

※ 气质和性格有什么样的关系？

※ 如何塑造出健康、成熟的个性品质？

🚌 什么是气质？气质有哪些类型

气质是人的个性心理特征之一，是人典型的、具有稳定性的心理特征。气质反映了我们心理活动动力方面的特征，是个性里较为稳定、与遗传相关的部分，所以年龄越小，气质就表现得越明显。我们情绪和意志的强弱、思维的快慢、注意集中时间的长短，以及心理活动倾向于外部事物还是倾向于自身内部等，都是气质的表现。比如有的人容易受到惊吓或哭泣；有的人不惧困难，越挫越勇；有的人很难长时间集中注意力；有的人思维灵活，举一反三。

心理学上把气质大致分为四种类型：多血质、黏液质、胆汁质和抑郁质（表7-1）。每种气质类型都有不同的心理和行为特征。我们可以通过一些方法测试自己的气质类型，但通常情况下人们并非只具有单一气质，而是某几种气质类型的混合。

（1）多血质：性格活泼好动；思维灵活，兴趣广泛但不能专注，注意力容易转移；接受新事物快，善于适应新环境；对人热情有朝气，善于交际。

（2）黏液质：安静平稳，反应缓慢，沉默寡言；情绪不外露，不易激动；注意力难以转移，能够进行长时间的枯燥工作；但不够灵活，不能随机应变。

（3）胆汁质：直率热情，精力旺盛；性情急躁，心境变换剧烈，容易冲动；缺乏自制力，容易感情用事，往往比较粗心，刚愎自用。

（4）抑郁质：内心情感体验深刻而持久，很少外露情感；行为比较孤僻，反应迟缓，缺乏果断和自信；遇事三思而后行，显得优柔寡断。

表7-1　四种气质类型

气质类型（神经类型）	行为特点
多血质（活泼型）	活泼好动、反应灵活、善于交际
黏液质（安静型）	安静、坚定、迟缓、有节制、不善交际
胆汁质（兴奋型）	攻击性强、易兴奋、缺乏自制力
抑郁质（抑制型）	胆小畏缩、反应迟缓、深思熟虑、优柔寡断

什么是性格

性格是人个性心理特征的另一重要组成部分，是构成个性的最主要的心理特征，也是个性差异的最鲜明的表现。性格是一个人对现实的较稳定的态度和习惯化了的行为方式，一旦形成则很难轻易改变。性格与气质不同的地方在于，性格更多地体现了个性的社会属性，是在长期的社会生活实践和各种教育环境影响下形成的。我们的性格既表现在外在可见的行为上，也表现在内在的主观体验上，如软弱、勇敢、胆怯、天真等。如果一个人具有某种性格特征，那么他将在不同场合中都表现出这样的个人风格。例如，一个诚实勤恳的人，他对待工作认真负责，对待同事真诚热心，对家人朋友亲切友善，生活中踏实勤奋，以上这些对工作、对他人和对自己的态度和行为方式具有统一的风格。如果一个人只是在某种情境下偶尔表现出某些特征，那就不能说明他是一个这样的人。因此，我们在一定程度上可以预见拥有某种性格特质的人在某种情况下会如何行动。

|心|理|故|事|

来自 22 岁的 L 同学的自述：

我一直性格都比较内向胆小，也很听话，是父母和老师眼中的乖孩子。但我很难和别人交往，不能在短时间内和别人熟悉。例如，有人让我去干什么事情，我明明心里非常不愿意，可总是拒绝不了。我和别人发生了矛盾，因为不会说话也不敢反驳，只能自己吃亏。我知道自己是个内向的人，但我一直想和那些性格外向的人一样，每天都表现出快乐的样子，很容易和别人相处，让大家都愿意和我打交道，可我总是做不到。接下来我马上就要毕业走入社会了，这种内向的性格一定会让我吃亏的。只有性格外向的人才能在如今的社会上吃得开。

例如，参加毕业生招聘会，我这种性格内向的人很难在这么短的时间里给招聘者留下好的印象，会很吃亏。我在遇到一件事情的时候，总是要在心里反复思考权衡，很难想做就做。我觉得那些性格外向的人想到什么就放手去做，并不多想，这样会更好一些，但我很难像那样敢想敢做。我很想改变这种性格，但总是做不到，现在我很自卑，总觉得前途渺茫，没有希望。

我也问过周围的人，问他们是否讨厌我现在的性格，朋友们都说没什么不好的地方，也不觉得我特别内向。可是我自己做过个性方面的测试，结果显示我就是个内向的人。我有一两个和我关系不错的朋友，但我觉得我现在的交际面太窄了，都说多个朋友多条路，可我很难和周围很多人建立朋友关系。

故事分析

L同学的烦恼涉及对自我性格的认知和评价，他在对性格的认知和评价上存在以下问题：

一方面是对性格的内向和外向的认知太过绝对。L同学片面地认为性格内向就一定会吃亏，性格外向就一定吃得开。没有对两种性格倾向形成客观全面的认知，只看到内向性格的缺点和外向性格的优点。实际上，每种性格都有它的优点和缺点，但L同学只一味地贬低自己，最终产生对自己性格的自卑感。

另一方面是在对自我性格努力改进的过

程中，L同学误入歧途。由于自我认知的片面性，以及性格的先天遗传因素制约，单纯片面地向外向型性格方向努力是行不通的。L同学没有认识到，虽然人可以发挥主观能动性对自我性格进行不断改造和完善，但所有的改造都只能在先天遗传因素基础上进行，不可能实现由内向到外向的彻底转变。

指导

一是帮助启发L同学挖掘和认知自己性格上的优势。例如，性格内向的人大多思考问题比较深刻，思想行为的稳定性高，更加努力和专注等，指导L同学在此基础上进一步对自我建立客观认知。同时，帮助他认识到外向性格也同样存在缺点和不足，如性格外向的人虽然交友广泛，但也会产生人际关系疲劳，缺乏足够的耐心和毅力等。

二是肯定L同学积极改进性格缺点，完善自我个性的努力。帮助其认知自我性格建立和形成过程中的先天和后天因素，消除认知误区，并结合实际进一步分析如何在实践中吸收外向性格的一些优点，做到自我完善。

气质和性格有什么关系

性格和气质都是人个性心理特征的组成部分，它们之间既有区别又相互渗透。

性格与气质的区别在于：

首先，气质受先天因素影响更大，是每个人神经类型的自然表现；而性格受后天环境影响更大，是在社会环境中形成的。所以说气质和性格之间并没有严格的对应关系。

其次，气质的可塑性较小，变化较慢且很难发生改变；而性格的可塑性更大，尤其是社会环境对性格的影响十分明显，所以更容易改变。

最后，气质类型并无优劣，每种气质都有积极的方面，也有消极的方面；但性格却有好坏之分，如阴险、狡诈、虚伪等性格就让人唾弃；诚实、正直、勇敢等性格就受人推崇。

性格与气质关系密切，二者相互影响。

首先，气质会影响一个人接受教育和与环境相互作用的方式，这种影响在人们小时候就能表现出来。例如，有的婴儿活泼爱笑，有的婴儿安静沉默。表现出的这些气质特征会对家庭环境产生不同的影响，引起父母不同的反应，这也会反过来影响一个人性格的形成。

其次，气质还可以通过自己的动力方式渲染性格特征，从而使性格特征独具色彩。例如，同样是乐于助人的性格，多血质的人在帮助别人时表现为动作敏捷、情感外露且热情；黏液质的人在帮助别人时表现得更加沉稳、情感含蓄且深沉。

再次，气质还会影响性格形成和发展的速度。例如，同样要养成自制的性格，胆汁质的人往往需要付出更多的努力克制自己，而抑郁质的人则能很轻松地形成，不需要刻意地控制。

最后，性格也能对气质产生影响和作用。性格可以在一定程度上改造气质，使之服从于实践的需求。例如，领导者需要具备冷静沉着的性格特征，在长期从事领导工作的过程中，很可能掩盖或改变了胆汁质容易冲动行事的气质特点。

🚌 性格、成长与发展

曾经有心理学专家对一对同卵双胞胎姐妹进行长期的观察研究。这对孪生姐妹先天遗传素质几乎相同，外貌也十分相似，两人的家庭生活环境、学校教育环境也都相同，因为她们从小学到大学都就读于同一所学校。然而在遗传、家庭和教育环境几乎一模一样的情况下，姐妹俩的性格却表现出了很大的差异。姐姐善于表达和交际，自信主动，勇敢果断；而妹妹却截然相反，沉默寡言，缺少自主意识，不管说话还是做事都跟着姐姐。别人找她们交谈时，总是姐姐先回答问题，妹妹通常只赞同姐姐的意见，很少说话或只稍微补充。

姐妹俩性格大相径庭的原因其实在于家庭教育。从她们小时候开始，父母就给她们划分好了姐姐和妹妹的角色和责任。从小到大都是姐姐照顾妹妹，姐姐要为妹妹的行为负责，做妹妹的榜样，还要带头做好长辈布置的任务。于是，姐姐养成了独立自主、自信果敢的性格，而妹妹形成了跟从姐姐、沉默内向的性格。

我们的性格是被所接受的教育和生活的环境塑造的，但成年人的性格很大程度上是由心理态度决定的。如果你能改变自己的心态，就能更好地改变自己的性格。人的自我修养、自我教育是性格养成的基本条件之一。

缺乏自我意识的人往往容易受到外界不良环境的影响，自我调节能力差就会产生不良行为。每个人都必定会参与社会生活实践，我们在这一过程中塑造并发展出自己的性格，所以努力加强自我修养和自我教育显得尤其重要。因此，当我们认识到自己的某种性格与生活中的要求不符，或者阻碍自我发展时，可以通过有意识的努力去改变自己，完善自我。

怎样塑造健康成熟的个性品质

1. 认识自我，扬长避短，优化个性

认识自我是改变自我的第一步，明确自己个性上的优势和不足，做到见贤思齐，见不贤而内省，才能有的放矢，扬长避短，发扬自身已有的良好品德，努力纠正个性上的缺点。要意识到个性是由许多特质组成的，每个人都是多层次的复杂的个体，要认识到自己的长处并使之不断地发扬光

大。例如，一个学生在数学学习上表现出畏难情绪，而在英语学习上得心应手，那么就可以利用他在英语上的优势，培养他对学习的自信和热情，坚定他的信念，让他相信通过努力学习就能有进步，并将这份自信转移到其他的领域上去。

优化的过程就是选择自己某些优良的个性特征作为基础并加以发扬，同时纠正自己个性上的缺点和弱点，使自己个性中的不同特质达到和谐统一的状态。个性的和谐统一就是要避免某一方面发展过度或某一方面发展不足。例如，当机立断过度发展就会变成行事武断、不顾后果，而进取心不足就会错失发展机会。

2. 付诸实践，从小事开始积累

实践是个性培养的途径。一个人的行为方式是个性的外在表现，健康成熟的个性必然会表现出健康成熟的行为方式，相应地，一个人日常生活中如果有积极健康的行为方式，久而久之也会逐渐形成积极健康的个性。我们在社会实践中的言行举止，通过不断的重复积淀，最终将形成个性的一部分。因此，培养成熟的个性要从身边小事做起，循序渐进，将无数小事和习惯积累为一种特质，最终构建起优良的个性，要明白良好的习惯才有助于改变个性的内在结构和品质。莎士比亚说："金字塔是由一块块石头堆砌而成的。"个性的稳定性特征决定了个性的改变需要一个长期缓慢的过程，因此要想塑造健康成熟的个性品质必须从小事和习惯着手，慢慢积累，保持水滴石穿的耐心和毅力，经过长期的付出和努力，才能实现个性培养的目标。

3. 发展良好的人际关系，培养自己开放的个性

个性的塑造和培养是社会化的过程，在这一过程中个体与他人、集体、社会相互作用，个性也从我们的行为中表现出来。因此个性的形成是开放和互动的，只有在与人交往中个性才能得到健康发展。塑造健康成熟的个性，需要我们积极参与集体活动，发展出良好的人际关系。在日常生活中重视与周围人的交往，在学习工作之余适当参加集体活动，让自己融入集体中。通过与人交往，我们能够将自己的个性品质更加清晰地展现出来，明确哪些个性品质会受到赞扬和鼓励，又有哪些品质需要纠正与抑制，从而帮助自己调整和优化个性结构。同时，在与人接触的过程中，我们还能观察学习他人个性的闪光点，激励自我提升和完善。只有跳出自我的小世界，多看看外面多姿多彩的广大天地，才能完成个性的升华和自我的完善。

4. 锻炼身体，规律生活

健康的身体是培养健康成熟个性的物质基础，个性的发展需要心理和生理因素的共同作用。人如果总是遭受疾病的痛苦折磨，就很难发展出健全的人格；而体质健康的人更可能拥有积极向上的心态。懒惰、怯懦等个性缺陷通常与不规律的生活和缺乏体育锻炼有关。生活规律有节制是对自己负责，是对自己身体的尊重。掌握生活的节奏和规律，合理安排属于自己的时间，提高掌控自我的能力，才能为培养健康

个性打好基础，使身心都得到和谐发展。

常见的个性缺陷有哪些？我们要如何避免

个性缺陷并非人格障碍，而是介于正常人格和人格障碍之间的一种状态，可以将其理解为一种人格发展的不良倾向。只要我们注意到自己的缺陷并有意识地努力改正，个性是可以得到完善的。常见的个性缺陷有自卑、怯懦、冷漠、孤僻、悲观、猜疑、偏执、暴躁等。它们都是不健康的心理因素，这些特质会妨碍我们建立友善的人际关系，同时给个人的生活带来重重阻碍。以下列举 3 种主要的个性缺陷：

1. 悲观

生活中有这样一类人，他们总是用消极的眼光去看待一切，总是执着于身边的挫折和困难，觉得自己注定是个失败的人。他们认为如果发生了一件不好的事情，那么这件事将会毁掉自己的一切。这种人就具有悲观的个性特征，用悲观态度对待遇到的挫折，结果只能是失败的，而这种失败的结果又进一步增加人的挫败感，使得他看待事物更加悲观消极。如果一个人总是在生活中经历这样的消极循环，长此以往他的悲观心理会越发严重，对心理健康产生威胁，使人毫无生气、浑浑噩噩，出现厌世情绪，严重者甚至产生轻生念头。悲观是一种严重的不健康心理，对人的身心危害极大。长期处于悲观情绪中的人，没有足够的决心和力量掌控自己的命运，创造幸福的生活。

那么，怎样才能改变自己身上悲观的特质，走出情绪的低谷，培养积极乐观的心态呢？德国心理学家皮特·劳斯特提出了6个要点：

（1）越担惊受怕，就越易遭灾祸。因此一定要懂得积极态度所带来的力量，要坚信希望和乐观能引导你走向胜利。

（2）即使处境危难，也要寻找积极因素。这样，你就不会放弃争取微小转机的努力。你越乐观，你克服困难的勇气就越会增加。

（3）以幽默的态度来接受现实中的失败。有幽默感的人，才有能力轻松地应对灾厄，排除随之而来的倒霉念头。

（4）既不要被逆境困扰，也不要幻想出现奇迹，要脚踏实地，坚持不懈，全力以赴去争取胜利。

（5）不管多么严峻的形势向你逼来，你都要努力去寻找有利的条件。不久，你就会发现：你在很多方面都实现了小小的成功，这样，自信心自然也就增强了。

（6）在你的闲暇时间，努力接近乐观的人，观察他们的行为。通过观察，你能培养起乐观的态度，乐观的火种会慢慢地在你内心点燃。

2. 急躁

急躁是日常生活中一种常见的个性缺点。急躁的人行为上表现出莽撞冒失、缺少稳健的特点。一遇到不顺心的事就会情绪激动，控制不住自己，没有耐心；做事前缺乏充分的考虑，不够严谨，盲目行动、急于求成。急躁的人由于说话行动快且容易冲动，情绪常处于紧张状态，比普通人情绪反应更加剧烈，因此对身心健康也有不良影响。

要怎样才能克服急躁的缺点呢？

（1）要加强自我修养，自觉养成冷静沉着的习惯。在生活中，对非原则性的问题，尽量避免与人发生激烈冲突，把精力投入自我提升和自我完善中，有意识培养耐心稳健的行事风格。

（2）学习控制怒气，发火前要三思。性情急躁的人容易发怒，每当想要发怒时，先在心里默数十下，提醒自己遇事保持冷静，时刻谨记"退一步海阔天空"。这时应该思考是什么诱发了自己的怒火，多问自己为什么。找到根源后，对自己施加暗示，让自己慢下来，这样思维才能更加清晰，帮助克服自己的急躁情绪。

（3）养成从容不迫的心态。做事时认真细心；说话时控制语速，有条不紊，不随意打断别人的发言；工作时不着急，分清轻重缓急、主次先后。此外，克服自己急躁的性格也可以借助身边人的影响，多跟与自己性格互补的人共事、交流也能够帮助我们潜移默化地改变急躁的性格。

3. 猜疑

猜疑往往缺乏事实根据，甚至没有合理的思维逻辑，好猜疑的人对任何人和事都表现出敏感多疑的特点。这样的人总觉得什么事情都与自己有关，对他人的言行过分敏感、多疑。看到别人在自己旁边说话，就猜测别人在背后议论自己；看见有人没和自己打招呼，就觉得别人对他不满。

猜疑是人性的弱点之一，人一旦形成了猜疑的性格，就会处处神经过敏，事事捕风捉影，对他人失去信任，对自己也同样心生疑窦，损害正常的人际关系，影响个人的身心健康。喜欢猜疑的人特别注意别人对自己的态度，常常对别人脱口而出的一句话琢磨很久，努力寻找其中的"潜台词"，这样不仅不能轻松自然地与人交往，久而久之也会影响自己的心情。这种人纵使满心疑惑也不愿公开交流。由于他们很少与人交心，自己整天闷闷不乐、郁郁寡欢，加上长期的自我封闭，阻隔了外界信息的输入和人间真情的交流，便由怀疑别人发展到怀疑自己，对自己的能力失去信心，变得自卑、怯懦。

要如何克服猜疑呢？可以尝试以下方法：

（1）产生猜疑时先不要外露，应当立即思考产生猜疑的原因，留心观察所猜疑的人和事。此时，冷静思考是十分重要的。如果猜疑被证实了，那么因为已观察了一段时间，所以也不会因此感到惊讶和愤怒；如果猜疑不成立，就要打消疑虑，此时由于没有公开表露过，所以也不会对人际关系造成影响。其实现实生活中的许多猜疑都是莫须有的，但人们总是被偏见主导，觉得自己的猜测十分合乎逻辑。

（2）多与人沟通交流。生活中产生误会在所难免，但我们一定要有澄清误会的意识和能力。猜疑常常是由误会导致的，这时与其自己在心里绞尽脑汁、苦思冥想别人的动机，不如主动沟通，开诚布公地交流，才能消除误会，还能增加彼此的信任感，改善彼此关系。

（3）培养自信心。相信自己能与周围人处好关系，相信自己的言行举止都坦坦荡荡，这样就不用担心自己的行为会受到别人无理的挑剔和责难。只要自己坦诚相待，就不需要过分在意别人怎样看待自己。

第八章

心理健康与心身疾病

本章导语

　　不能很好地处理情感的人，经常会代之以身体上的疾病。

——斯摩勒

健康的定义既包含生理健康，即没有生理上的病症和痛苦；也包含心理健康，即社会适应良好，没有心理异常。生理健康和心理健康关系密切，生理疾病与心理问题也有着紧密的联系。例如，焦虑情绪与冠心病的发生密切相关，糖尿病患者多伴有社会性孤独、抑郁、认知功能障碍等心理问题。研究者将一些发生发展与心理社会因素密切相关，以躯体症状为主要表现的疾病称为心身疾病。本章内容将以心理健康和心身疾病为主题，为公交从业人员解答如下问题：

※ **什么是心身疾病？常见的心身疾病有哪些？**

※ **心身疾病如何产生和发展？**

※ **如何做好心理保健，做好心身疾病的预防？**

|心|理|故|事|

担心出来的病

　　高先生，30 岁，是重庆某厂的汽修工人。高先生为人周到热情，从学徒干起，掌握了汽车修理的技术。随着其技术经验的增长，加之礼貌细心的服务，高先生渐渐得到了客户的一致好评。不到两年，他就从最初单纯从事汽车修理方面工作的技术人员成长为独立接待客户的复合型员工。在高先生事业发展正好的时候，他经人介绍认识了妻子，并在三年前完婚。两年前，妻子生下一个可爱的小男孩。初为人父的高先生心中非常欢喜，同时也隐隐感到孩子未来的发展需要他挣更多的钱，由此心中压下了一块大石头。一个月前，高先生在家中起床时，突然晕倒在地。醒过来之后他就到某医院做检查，想要搞明白到底是什么原因导致自己突然晕倒，是不是自己的身体出现了什么问题。使他奇怪的是，多项检查并没有查出什么异常。自此，他就开始整天担心自己的身体，逐渐出现入睡困难、多梦、早醒等症状。由于白天精神差、乏力、注意力无法集中、记忆力下降、对凡事都提不起兴趣，他的工作表现也大不如从前，常常出现失误。上级一开始还安慰他，但失误的次数多了，也少不了批评。为此，他工作上的烦恼越积越多，逐渐对工作也没了热情。他越来越怀疑自己，渐渐发展到不愿外出，不敢见人，整天要家人陪伴，心情极差，对生活失去了信心。家人对他的情况非常担忧。

故事解析

心理健康状况会反过来影响身体健康状况。高先生本来身心健康，事业发展顺利，家庭和谐。因为家庭新生儿的降临，他遭遇了较大的心理压力。"无故昏厥"使得高先生产生了长期的担忧和焦虑，并逐渐反作用到身体上，表现为身体症状。这一案例生动地说明了疾病和心理健康之间的密切联系。在日常生活中，我们不仅要关注自己的身体健康，也要关注自己的心理健康，做到身心和谐，才能全方位地守护自己。

心 | 理 | 故 | 事

工作女强人的偏头痛

小美，28 岁，是某公司新晋的项目部门主管。她本科一毕业就进了公司，从基层的销售岗做起。半年前，原部门主管说她将因为工作调动到分公司去上班，希望从部门内推选一名优秀人才接替她，有意向的员工可以在今年的几个项目中多多锻炼自己，她会综合业绩情况向上级推荐。小美毕业时间不长，一心扑在事业上，希望通过工作实现自己的人生价值，等自己积累了一定的财富之后，就自己买房买车，再寻觅一个如意郎君。她每天白天跑客户，晚上做复盘、整理资料，常常工作到晚上10点多才回到自己租的公寓睡觉，有时候做梦都在思考如何通过各种方法拿下一直无法拿下的客户。得益于这种专注，她的业绩一直稳居部门前三。部门主管非常欣赏她的工作能力，偶尔也会将一些非常难应付的客户交给她。

她遇到这种情况从来也不推脱，一心希望通过这些经历提升自己的业务能力。因为她希望全力以赴，有时候会为了取得和客户谈话的机会而长时间守在客户的公司；也有时候饭吃到一半，放下碗筷就出门"追"客户去了。终于，今年主管离开部门后，向公司推荐小美为新的主管。小美一贯的优秀表现得到了认可，她的内心得到了很大的满足，同时也充满了干劲，希望能够胜任新的角色，带领整个部门奋发向上。然而，她很快就觉察到"权力越大，责任越大"。以前在销售岗，自己主要是想尽办法达成更好的业绩指标，现在的岗位却更多地是要求她要做好人员的调动，激励团结整个部门做好各项工作。她优秀的业务经验让她对于亲自做好工作胸有成竹，却并没有告诉她如何树立起威信，以及如何和部门不同个性的同事高效协作。不过她没有放弃，她开始尝试了解部门整体的运作方式，向公司的前辈请教方法，逐渐掌握了一些提高效率的窍门。但是因为部门业务压力重、事项繁多，作为一把手的她，面对千头万绪的事情，熬夜加班、误点吃饭的情况有增无减。

　　有些时候，深夜她离开公司，回到新搬的家，看着空荡荡的房间，希望有一个人可以和自己说说知心话。她很想有那么一个小小的渠道，可以抱怨一下、可以喘息一下。但是她已经停不下来了。她感到自己已经被吸进了工作的漩涡，无法将工作和生活分开。每次听到手机铃声响起，就会下意识地进入"备战"状态。近两个月来，她时常感到头痛，起初症状较为轻微，只是偶尔高强度工作时，压力和疲惫加重，感到右边上额一抽一抽地痛，并不强烈。后来头痛发作日渐频繁，疼痛的程度也更为剧烈，还伴有恶心、出汗等症状。因为身体不适，她请假去医院看医生，医生告诉她这是由于长期的高压工作和饮食不当引起的。小美平时压力一大就喜欢边吃巧克力边查看各种工作资料。各种品牌的巧克力都放满了她办公室的抽屉。她饿了也很喜欢吃奶酪之类的食物，因为又甜热量又高，吃了容易饱，也可以缓解焦虑。

看诊之后小美拿了一些药物，并接受了医生的建议，每周定期到医院接受心理治疗，通过专业的心理疏导重塑自己的心理状态。因为治疗及时得当，她逐渐摆脱了偏头痛的困扰。

故事解析

偏头痛是一种常见的慢性神经血管疾患，它的发作可以分为前驱期、先兆期、头痛期和恢复期四个阶段，但并不是每个患病的人都会经过这四个阶段。在前驱期，患者可能有易激惹、疲乏、活动少、食欲改变、反复哈欠及肩部发硬等症状。在先兆期，典型的症状是患者的视野中出现闪光或暗点，脸部和上肢有像有针刺一样的感觉，或者感到麻木。在头痛期，患者会出现一侧或者双侧的头痛，六成左右的偏头痛是单侧头痛，这也是它被命名为"偏头痛"原因。头痛的部位除上额，也可能是后脑勺或者后脑勺偏下的位置。在恢复期，患者逐渐从头痛中恢复，但可能有精疲力尽、易怒不安、注意不集中、头皮触痛等症状。"冰冻三尺非一日之寒"，案例中的小美一开始并没有消化上的毛病，但是因为长期处于高压的工作环境中，平时的饮食结构也比较单一，经常吃奶酪等食物，逐渐换上了偏头痛。存在这些情况的读者朋友要注意有意识地预防。

什么是心身疾病

许多科学研究为心理健康和疾病的密切关系提供了证据。例如，有研究发现，焦虑情绪与冠心病的发生密切相关，糖尿病患者多伴有社会性孤独、抑郁、认知功能障碍等心理问题。在临床研究中，这些发生发展与心理社会因素密切相关，且病症以躯体症状为主要表现的疾病就被称为心身疾病。

有哪些常见的心身疾病

美国心理生理障碍学会制定的心身疾病类目如下：

（1）皮肤系统的心身疾病。包括神经性皮炎、瘙痒症、斑秃、牛皮癣、慢性荨麻疹、慢性湿疹。

（2）骨骼肌肉系统的心身疾病。包括类风湿性关节炎、腰背疼、肌肉疼痛、痉挛性斜颈、书写痉挛。

（3）呼吸系统的心身疾病。包括支气管哮喘、过度换气综合征、神经性咳嗽。

（4）心血管系统的心身疾病。包括冠状动脉硬化性心脏病、阵发性心动过速、心律不齐、原发性高血压或低血压、偏头痛、雷诺病。

（5）消化系统的心身疾病。包括胃和十二指肠溃疡、神经性呕吐、神经性压食、溃疡性结肠炎、幽门痉挛、过敏性结肠炎。

（6）泌尿生殖系统的心身疾病。包括月经紊乱、经前期紧张症、功能性子宫出血、性功能障碍、原发性痛经、功能性不孕症。

（7）内分泌系统的心身疾病。包括甲亢、糖尿病、低血糖、阿狄森病。

（8）神经系统的心身疾病。包括痉挛性疾病、紧张性头痛、睡眠障碍、自主神经功能失调症。

（9）耳鼻喉科的心身疾病。包括梅尼埃综合征、喉部异物感。

（10）眼科的心身疾病。包括原发性青光眼、眼睑痉挛、弱视等。

（11）口腔科的心身疾病。包括特发性舌痛症、口腔溃疡、咀嚼肌痉挛等。

（12）其他与心理因素有关的疾病。包括癌症和肥胖症等。

这其中，比较常见的心身疾病有进食障碍（神经性的厌食、贪食和呕吐等）、睡眠障碍（失眠、嗜睡、节律紊乱等）、性功能障碍、支气管哮喘和消化性溃疡。

科学地进行身体锻炼

1. 运动前要进行必要的热身

肌肉越松弛，就越容易被扩展，越不容易受伤。运动前热身的功能就是使肌肉放松下来，为后面强度更大的运动做好准备。因此，在进行锻炼的时候，花一小段时间进行热身就是在保护我们自己，减少意外受伤的可能。通常热身的时长为 5 分钟左右，以身体微微出汗为宜。

2. 运动后要进行必要的拉伸

肌肉在进行运动后，会变得紧且短，在强度较大的运动之后尤其如此。因此在锻炼之后，适当进行拉伸，可以帮助肌肉放松，防止第二天肌肉酸痛。

3. 量力而行

每个人的体质情况有所不同，锻炼的目标也有差异，因此在选择运动类型和强度时要结合自身实际，不可盲目选择。例如，锻炼的目标是提高耐力，就应该选择骑单车、跳绳、快步走等运动，而不是选择锻炼力量的举重、俯卧撑等项目。当个体没有太多体育锻炼的经验，自身的体质也较弱时，就不宜一开始就尝试高强度的锻炼，而应尝试制订较小的目标，循序渐进，逐步提高运动量。

4. 持之以恒，养成习惯

我们的肢体是"用进废退"的，越锻炼越强健，因此锻炼要想达到促进身心的效果，只靠三分钟热情是不够的。只有制订长期的计划，并长期坚持，养成规律的锻炼习惯，锻炼带来的益处才能显现出来。

合理膳食

1. 搭配比例要合理

糖类、脂肪和蛋白质占人体能量供给的比例一般为 55%~65%、25%~30% 和 10%~15%。坚持规律食用三餐主食，粗粮（玉米、高粱、豌豆等）和细粮（大米、面粉）都要食用。

2. 品种多样，切忌偏食

常规膳食每天须包括谷物、薯类、肉类、大豆及豆制品、蔬菜、水果等。因为偏食而只吃特定种类的食物可能导致一些营养成分的缺乏。

3. 多吃深色食品

一般深色、浓色的天然食品，所含维生素、微量元素、无机盐都比较多，对人体有一定的保健作用。所以在选择食物时可以有选择性地搭配一些深色食品（如紫米、黑豆、核桃、紫萝卜、黑木耳）。

4. 避免过油过甜食物

多食用清淡、易消化的食物，避免过于油腻、过甜等因素造成腹部产气增多。避免吃生冷、辛辣、刺激性的食物，避免抽烟喝酒。

以上饮食建议是基于预防而言的，而对于已经表现出心身疾病症状或者患上心身疾病的人来说。在饮食方面特别推荐食用鸡蛋、杨桃和核桃。鸡蛋含有丰富的脑磷脂，对中枢神经系统具有一定的营养性作用，可以缓解机体的精神压抑症状；杨桃含有丰富的维生素 C、维生素 B，可以改善心血管功能，缓解心悸和胸闷；核桃含有丰富的 DHA，同时还有其他很多种不饱和脂肪酸，对于过度进食饱和性脂肪酸造成心身疾病的患者是非常适宜的。

用呼吸疗法缓解情绪压力

在心身疾病的治疗中，心理治疗也是相当重要的一个部分，主要起到帮助患者改变对疾病的不正确态度的作用。常用的心理治疗有行为治疗和认知行为治疗等。在众多的疗法中，呼吸疗法是一种有效简便的治疗方法，在临床上可以作为心身疾病治疗的辅助治疗手段使用，在日常生活中也可以作为情绪疏导的手段。表 8-1 列出了一些呼吸疗法的方式、功效和适用范围，供读者朋友参考。

表 8-1　常见的呼吸疗法

疗法名称	操作方式	主要功效
等长呼吸法	盘腿，挺直腰部，在呼气和吸气时默念数数，保持呼气与吸气的时长相等。总时长以舒适为宜	帮助放松神经系统、提升注意力，有效减压，帮助睡眠

续表

疗法名称	操作方式	主要功效
渐进呼吸放松法	找到舒适的姿势，轻闭双眼，专注在放松每部分的肌肉上，每部位持续2~3秒，从脚趾开始，然后向上移动到膝盖、大腿、腰臀、胸部、手、手臂、肩颈、下巴和眼睛，过程中要保持呼吸平缓	放松心情、缓解疲劳
腹式呼吸法	一手放置胸前，另一手摆在腹部，背部可以轻靠椅背，接着开始深呼吸；深层呼吸时，慢慢地吸，感受许多气体顺畅进入体内，吐气时同样不急躁，慢慢地吐，将体内气体排出	降低心率和血压，帮助保持平静

制订你的健康计划

当你明确了自己在生理、心理、社会各个方面的健康目标，接下来要做的就是确保自己的健康目标能够被执行。要明确大目标下对应的子目标，以及执行这些子目标的时间、频次、督促执行的措施、特殊情形下的替代方案等。

例如，小甲是一个不爱运动的人，在一家银行上班，日常的工作就是坐在柜台前处理客户的业务。他朝九晚五，周末双休，上班的地点离家里步行需要约40分钟，有往返的公交车。现在他希望促进自己的身体健康。那么他在做规划时就可以这样设想：

首先，大目标是增进身体健康。那么有哪些途径来实现这个大目标呢？饮食和运动。饮食上可以设定什么样的子目标呢？减少高热量食物的摄入，增加健康食物的摄入。运动上呢？增加体育锻炼。

那么现在他拥有了两个子目标，现在需要做的就是再对这两个子目标进行细化。对于饮食目标，可以具体到每天多吃什么健康食物，在什么时候吃，吃多少。比如，每天早餐后都多吃一个苹果。这就是一个完全可以执行的计划。表 8-2 列出了小甲的健康计划，读者也可以根据自身的情况列出自己的健康计划。让我们一起做好健康规划，落实健康目标，乐享健康人生！

表 8-2　小甲的身体健康促进计划

大目标	子目标	具体措施
促进身体健康	多吃健康食物	时间：每天早餐之后 地点：家里 行为：吃一个苹果 保障措施：每周末采购五个新鲜苹果，放置在冰箱；在冰箱门和餐桌等显眼的地方写上"每天早餐后一个苹果"提醒自己
	少吃不健康食物	时间：每次午饭 地点：单位食堂 行为：选菜时坚持只点至多一样不健康食物 保障措施：邀请每日和自己一起吃午饭的朋友监督自己，如果自己出现了规划外的情况就请同事吃饭
	增加运动量	时间：早上 地点：上班途中 行为：每周至少有两天，早起步行/骑单车去上班 保障措施：设置好当天早起的闹钟，确保自己能够及时赶到

应用篇

第九章

心理健康促进的实践应用

本章导语

心若改变，你的态度跟着改变；态度改变，你的习惯跟着改变；习惯改变，你的性格跟着改变；性格改变，你的人生跟着改变。

——亚伯拉罕·马斯洛

相信你也会有这样的感觉——心理学是离我们生活最近的一门学问。这也许要归功于心理学广泛的应用实践，尤其是在促进我们每一个人的心理健康方面，我们可以获得多种多样不同类型的心理健康服务。本章内容将介绍一些生活中可以促进我们心理健康的实践应用，并为公交从业人员解答如下问题：

　　※ 什么是个人心理咨询与治疗？它有哪些常见的理论方法？

　　※ 什么是团体心理辅导？它有什么样的作用？它的过程是什么样的？

　　※ 什么是员工帮助计划？企业中的员工帮助计划如何开展？

　　※ 还有哪些可以促进心理健康的行为活动？

🚍 个人心理咨询与治疗

个人心理咨询与治疗是最原始、最传统的心理学实践应用，它以个人为对象，也就是心理咨询师和来访者之间的"一对一"模式。它具有保密性好、针对性强、效果明显等优点。个人心理咨询与治疗在现今仍然是心理健康促进和心理危机干预的主流形式。

1. 心理咨询和心理治疗有什么区别?

心理咨询和心理治疗都以心理学理论和方法为指导，都是以促进来访者的心理健康和发展、提高生活质量为目的的心理学专业实践。但它们也有一定的区别，主要是针对的对象和问题不一样。心理咨询主要针对一般的无严重心理疾病的人群，通过提供心理辅导和心理支持，来解决他们的发展性心理问题，如人际关系、婚姻关系、职业选择等问题。心理治疗则是针对有比较严重的心理疾病的人群，目的是要深度挖掘他们的致病原因，治疗他们的各种心理疾病，比如抑郁症、焦虑症等。

2. 常见的心理咨询与治疗的模式有哪些?

（1）精神分析模式。精神分析理论由奥地利精神病学家西格蒙德·弗洛伊德创立。这种模式的心理咨询和治疗聚焦于对潜意识、本能、人格等深层次心理结构的剖析，强调早期童年经历对一个人人格形成和心理健康的影响，常常采用催眠、解梦、自由联想、创伤回忆等技术帮助来访者识别他们的自我防御机制，找到内心深处被压抑的潜意识根源，揭示和呈现这些潜意识的本质，最终将它们纳入来访者的意识范围内以及他们正常的生活之中。

精神分析模式的心理咨询和治疗可以用于情绪不稳定、患神经症甚至伴随着变态行为的人群，一次完整的精神分析治疗往往需要花费大量的时间和费用。

（2）行为主义模式。行为主义心理学关注外部环境的各种刺激对一个人行为的改变。行为主义模式的心理咨询和治疗建立在巴甫洛夫的经典条件反射、斯金纳的操作性条件反射和班杜拉的社会学习理论之上，认为人的所有行为都是环境塑造的结果，就如我们经常说的"近朱者赤，近墨者黑"；而要改变不良行为，就要从改变造成不良行为的环境入手。行为主义模式常采用的治疗方法有系统脱敏、正向强化、厌恶疗法、榜样模仿等，其目的是引导来访者学习新的适应性的行为模式，替代原有的不良行为模式，从而实现心理和行为健康。

行为主义模式主要针对具有行为障碍或不适的人群，如一些问题少年、吸烟酗酒者、强迫症患者等，这种心理咨询与治疗模式对来访者在具体行为上改变力度较大，也很容易看到效果；但它最大的缺陷在于只关注行为的改变，而忽视了对认知和情感的引导，使得行为改变的效果可能立竿见影，但并不持久。

（3）人本主义模式。人本主义心理学认为行为主义心理学是武断、刻板、忽视人性的，其代表人物卡尔·罗杰斯认为在心理咨询和治疗过程中，来访者自己应该是占主导地位的，治疗师要相信来访者自身的心理恢复和发展能力。卡尔·罗杰斯因此创立了"以人为中心"的心理咨询与治疗模式，采用积极关注、尊重理解、真诚共情等手段，使来访者流露自己的真情实感，引导来访者接纳真实的自我，增强自我一致性，从而达到自我实现和成长的目的。

选择人本主义模式进行心理咨询和治疗的人会处在一个信任、安全的环境和氛围中，它的整个过程也都是积极和温暖的。但这种模式更多需要依靠来访者自身的自愈能力，在改变效果上不太容易察觉。

（4）认知模式。认知模式的心理咨询与治疗主要来自艾利斯的理性情绪疗法、贝克的认知疗法和梅肯鲍姆的认知行为干预法。认知模式重视对当前认知的重建和改变，帮助来访者识别自己的不合理认知，通过自我对话和追问以及适应练习，产生新的合理认知，最终达到认知、情感、行为的和谐状态。

认知模式的心理咨询与治疗将认知和行为的改变有机地结合起来，在短期内有很显著的效果，但它需要来访者能够正确地理解和领悟咨询师的指导语言。

（5）家庭治疗模式。家庭治疗模式把一个人置于家庭系统之中来看待和分析其心理和行为状况。在家庭系统中，每个家庭成员的心理行为都会受到家庭氛围、家庭关系结构、成员之间的人际关系等的影响，促进个人的心理健康需要整个家庭的共同努力。萨提亚是家庭治疗的先驱人物，她所创立的"萨提亚模式"对于整个家庭治疗领域有着深远的影响。

家庭治疗模式适用于改善青少年行为问题、婚姻关系问题、亲子关系问题等，但不适用于比较严重的精神性心理症状。

团体心理辅导

任何一个人在他的整个生命历程中，总会受到来自某个团体的影响。在这个团体里，成员之间有很多相似之处，在心理上相互认同、相互依赖，并且具有共同的团体目标。正是利用团体的这种特点以及团体对成员的影响，心理学发展出了团体心理辅导这种心理干预形式。

1.什么是团体心理辅导？什么样的人适合参加团体心理辅导

团体心理辅导由1~2名专业的心理咨询或辅导人员主持，通过团体内成员之间的交流互动，组织团体成员进行观察、学习、体验、讨论等活动，以此来认识、探索和接纳自我，同时理解和学习他人，从而达到消除症状、改善认知、调节情绪、改变行为、培养健全人格的目的。

团体心理辅导非常适合用于改善人际关系。因此，一些在人际交往上存在困难并因此影响心理健康的人想改变现状，就可以选择参加团体心理辅导。在具体的人群上，团体心理辅导同样具有广泛性，在学校有专门针对学生群体设计的小组活动，一些医院、心理康复机构或社会组织也会为社会人士提供团体心理辅导的相关服务。

2. 团体心理辅导可以为参与者提供哪些帮助

（1）心理支持。如同我们生病吃药一样，参加任何一种心理治疗都会使参与者从内心生出一种"治疗一定是有效果的"的积极信念，这种现象也被称为"安慰剂效应"。在团体心理辅导中，"安慰剂效应"便来自团体对于成员的支持作用，团体的活动过程让团体成员之间有了更强的凝聚力、归属感、认同感、安全感，这都为每一位成员提供了心理支持。

（2）教育与学习。团体中的领导者会传授相关的心理健康知识，也会带动团体成员分享各自的经验方法，并在团体活动之中总结更多新的知识和经验，通过相互交流、借鉴和学习，提高成员的人际能力和社会生活技巧。

（3）心理矫治。团体成员之间建立的人际联系，为具有一定心理问题的参与者提供了一个问题倾诉和情感宣泄的机会。团体共同经验也能促进对心理问题的矫治。

（4）发展和预防。团体心理辅导不仅针对已经存在的心理问题进行干预，也会帮助参与者学会应对未来的工作和生活。在团体活动中，领导者会鼓励团体成员探索和挖掘自己的个性潜能，帮助参与者得到更多心理、能力和社会功能上的发展。而学习积累团体领导者、其他成员和团体活动所产生的新的知识经验，则可以培养参与者处理心理问题的能力，并预防和减少类似心理问题的产生。

3.团体心理辅导的过程是什么样的

活动开始前的准备阶段，团体领导者会确定团体辅导的主题类型、方案内容、人数等，并召集和挑选适合的参与者。在团体活动开始阶段，领导者会引导团体成员共同讨论并确定团体的目标和规范，成员之间相互认识、初步交流。随着团体成员间的交流越来越流畅，产生的观点冲突也越来越多，这时领导者会帮助成员理解冲突产生的根源，学习控制自己的情绪和表达，维持与其他成员的人际关系。经过了冲突期，团体逐渐进入一个平稳的阶段，成员越来越适应团体的规范，成员间更加相互理解和接纳，交流和分享也始终围绕着团体的目标而进行，成员在学习他人经验方法的同时，也强化了对团体的认同感和归属感，团体凝聚力也随之增强。最后的结束阶段，领导者会就团体活动中成员的观点、出现的问题、产生的经验等方面进行总结，帮助成员巩固在此次团体心理辅导过程中的收获。

🚌 会心团体——一种团体心理辅导模式

会心团体由被誉为"人本主义心理学之父"的卡尔·罗杰斯首创，是一类具有发展性、成长性特点的心理咨询团体的总称。会心团体中的成员之间通过建立相互信任、尊重的良好人际关系，来帮助每位成员不受阻碍、会心自然地表达真实的自我情感。

日本咨询心理学家国分康孝把会心团体的原理概括为6条。

（1）自我知觉。强调体验自己此时此刻的感情。

（2）情感表达。觉察并表达真实的自我情感。

（3）自我肯定。用语言或非语言的心理行为方式坚持真实的自我。

（4）接受他人。培养倾听他人、接纳他人的能力。

（5）相互信任。与他人建立相互信任和尊重的关系。

（6）完成角色。通过对自我角色的表现而在现实世界中实现真实的自我表达。

会心团体的领导者会积极地鼓励团体成员表达自己的真实情感，显露出那些平时从未表露出的态度，使每一个成员都被其他人如实地看待，并从其他成员的反应中得到关于自己的肯定或否定的反馈，以便真正地认识自我。这个过程虽会有曲折，成员间也可能出现冲突，但这是暂时的。团体在发展过程中会使每个成员体会到其他人对自己的关心和尊重，从而增加对自我的关心和尊重，加强责任感，改变自己的不适应行为，建立满意的人际关系，使生活更丰富、更有意义。

会心团体从团体动力学的角度弥补了"一对一"心理咨询的重大缺陷：传统心理咨询理论认为，咨询过程就是咨询师和来访者双方的互动。来访者内心中有某些不利于他们心理健康的因素，咨询师需要与之对抗。实际上，对于来访者而言，导致他们产生心理问题的因素基本都在他们所处的大环境里，咨询师只是环境中的一部分。除了咨询师，他们还要接触许多的人和事。单个心理咨询师要完全凭借一己之力改变来访者的心理状况，影响力肯定是不及一个团体的力量的。

当然，会心团体并不能解决一切心理问题。罗杰斯坦率地说出了它的不足：由于这是人为建立的团体，成员们在会心团体里能够敞开自己，但回到现实环境里往往又会恢复原样。由于团体交流中留给个人的时间有限，深层次的心理问题无法解决，团员在发现自己的心理问题后，仍然应该求助于一对一的心理咨询。

正因为会心团体具有这样的价值和局限性，我们可以把它看作促进心理健康的实践应用的重要组成部分。尽管它无法解决一切心理问题，但它常常有助于心理问题的解决。

体育运动促进心理健康

我们已经知道，身体健康与心理健康有着十分密切的联系，那么，体育运动作为一种有效增进身体健康的手段也必然会促进我们的心理健康。这一假设已经在大量的临床心理学研究中得到了充分的证明。具体来说，体育运动促进心理健康主要体现在以下几个方面：

（1）体育运动促进认知和思维发展。体育运动可以促进儿童的大脑认知发育，延缓老年人的认知衰退；在具体的运动过程（如乒乓球、羽毛球等）中，操作思维、直觉思维、战术思维以及思维敏捷性都得到了充分的锻炼。

（2）体育运动培养意志品质。一般参加某种体育运动都需要克服一定的身体上和心理上的困难，这一过程可以激发斗志，增强心理承受力，培养不怕困难、敢于挑战和顽强拼搏的意志品质。同时，参加体育运动必然会经常体验到成功的喜悦、失败的沮丧，这也对意志品质的形成和强化有积极的作用。

（3）体育运动带来积极的心境。"体育运动的快感"使人们能忘我地投身于运动之中，并产生来自运动过程本身的快乐和满足感。运动会使人们在运动的过程中和结束后都维持较长时间的积极情绪状态，并整体上提升生活幸福感和满意度。

（4）体育运动减少焦虑和抑郁情绪。大量研究表明，有氧运动可降低人们的焦虑和抑郁情绪，且对长期性的轻度到中度的焦虑症和抑郁症有治疗作用。

（5）体育运动增加社会交往。在"城里人"相互之间越来越缺少社会联系、关系日趋冷漠的当今社会，体育运动成为了一个增进人与人接触的好方式。参加体育运动能够满足人们社会交往的需要，丰富人们的生活方式，这有助于个体忘掉工作、生活中的烦恼，减轻精神压力和孤独感。有的多人运动（如篮球、足球等）还可以增强人们之间的合作配合意识。

需要注意的是，有些有利于身体健康的运动方式不一定有利于心理健康，要想提升心理健康水平，有氧运动（如慢跑、游泳、骑车等）的好处要大于无氧运动（如快速短跑、俯卧撑、深蹲等），且运动时间也不宜过长，一般有氧运动一次性在30~40分钟效果最佳。

企业中的心理健康服务——员工帮助计划（EAP）

1. 什么是员工帮助计划

员工帮助计划（employee assistance program，EAP）是由企业或组织针对员工设计的一套完整的、长期的心理援助和支持项目，专业人员通过对企业和员工进行评估和诊断，对员工及其亲属提供专业指导、培训和咨询，帮助其解决心理和行为问题，提高企业绩效并改善组织气氛。

员工帮助计划诞生于20世纪初的美国，最初目的是帮助员工解决酗酒和药物滥用的问题。经过几十年的发展，员工帮助计划的服务领域越来越广泛，包括了压力管理、裁员心理危机、灾难性事件、职业生涯发展、健康生活方式等。

2. 员工帮助计划有哪些作用

员工的行为是个人和环境因素共同作用的结果。从员工个人层面来看，员工的情绪、家庭、婚姻、财务等因素会影响他们的工作积极性、满意度、归属感等，进而也对员工及其同事的工作绩效产生影响；从组织环境层面来看，任何一个组织的环境都不是完美的，都可能会存在一些阻碍员工工作和发展的不利因素，对员工的心理和行为产生不良影响，因此有待改进和完善。

那么，员工帮助计划的作用也就体现在对员工和对企业组织两个层面上：

针对员工，可以提高他们的生活质量，减轻工作压力；矫正不良心理，消除不良嗜好；协调家庭关系，促进家庭和睦；维持工作与家庭、个人与社会之间的平衡，最终促进员工的心理健康。

针对企业，可以提高员工士气和组织忠诚度，提升生产效率；降低缺勤率和工伤事故率；提升留职率，降低管理成本；提高组织的公众形象，改善组织气氛。

3. 员工帮助计划主要包含哪些服务

一套完整的员工帮助计划一般包含需求分析、问题诊断、宣传推广、教育培训、心理咨询与治疗、效果评估等服务环节。这其中，最主要的有以下四个部分：

（1）心理状况诊断评估。这是员工帮助计划有效开展的前提，通过问卷调查、访谈、观察等专业心理学方法来对企业和员工的职业心理状况进行诊断和评估，了解他们的心理需求，分析心理问题发生的诱因，并向管理层提出相应建议，减少或消除不良的组织管理因素。

（2）宣传与推广。应用各种媒介宣传有关的心理健康知识，提高员工对心理健康的自我保护意识，同时也提高他们对员工帮助计划本身的重视。

（3）教育与培训。向企业管理人员传授相应的心理咨询和干预技巧，提升他们在工作中预防和解决员工心理问题的意识和能力；组织员工参与压力应对、情绪调适、工作与生活平衡、职业成长等不同专题的团体培训或小组辅导，改善相应的心理健康问题。

（4）心理咨询与治疗。这是员工帮助计划解决员工心理问题的重要步骤，需要开设更加具体的心理健康服务项目，如热线电话、网上咨询、心理咨询室等，使员工能够便捷、及时地获得他们需要的心理健康服务。

旅行促进心理健康

在基本生活需求"衣食住行"中，"行"是排在最后的。但随着生活水平的不断提升，旅行已经成为人们生活安排中的常见活动，很多人把旅行当作一种放松身心的方式，丝毫不吝惜花销。旅行对于心理健康的促进作用体现在以下方面：

（1）摆脱日常压力，缓解抑郁。旅行会给你隔绝手机和各种繁杂信息的机会，让你把注意力集中在真正重要的人际关系互动上，减少自我孤立。

（2）提高心理韧性，促进心理成长。旅行的过程并不总是充满乐趣的，就像磕磕绊绊的现实生活那样，在路途中总会遇到一些挫折、困难和挑战。当你带着积极心态去经历、去战胜它们时，这会给你带来更多的心理成长，增强应对挫折的韧性。

（3）增加与大自然的联系，促进审美发展。在自然环境中旅行能让你忘却大都市里的烦恼，感受大自然的神奇力量；而欣赏各种自然美景有助于丰富审美情感，提升审美鉴赏力。

讲到这里，你是否也想在工作闲暇之余来一次说走就走的旅行呢？那就行动起来吧！

第十章

公交驾驶员的心理特征

本章导语

　　尊重生命、尊重他人也尊重自己的生命，是生命进程中的伴随物，也是心理健康的一个条件。

——艾瑞克·弗洛姆

心理特征是指人多种心理特点的一种组合，在一段时间内具有相对稳定的特性，一个群体的心理特征则反映了该群体成员心理面貌的独特性、个别性。作为公交驾驶员，在各种心理特征方面的表现都存在共性，这些心理特征也体现在他们的日常生活和职业行为上。本章内容将以公交驾驶员的心理特征为主题，为公交从业人员解答如下问题：

　　※ 心理特征包含哪些方面的内容？

　　※ 公交驾驶员的心理特征现状是怎样的？

　　※ 公交驾驶员如何洞悉并调整自己的心理特征？

🚌 心理特征包含哪些方面的内容

心理特征包含气质、性格、情绪和能力四个方面的内容。

1. 气质

气质是个人生来就具有的心理活动的动力特征，可以指个人的性情或脾气，也可以指个人心情随情境变化而改变的倾向，亦即个体的反映倾向。每个人在婴儿期就有了一些气质最直接的表现，如有的婴儿特别爱哭、脾气急躁，而有的婴儿则比较安静，轻易不闹。巴甫洛夫提出了四种高级神经活动类型——兴奋型、活泼型、安静型和抑制型，分别对应四种气质类型——胆汁质、多血质、黏液质以及抑郁质。

一个人的气质类型可以完全处于四种类型中的一类，也可以表现出混合型气质类型，如胆汁—多血质类型，抑郁—黏液质类型等。另外，气质也会随环境和自我控制机制的影响而变化。气质中的稳定成分大部分由遗传决定，而变化成分则大部分由环境造成。环境对气质的影响主要通过复杂的脑机制和自我控制机制形成。在所有控制机制中，自我概念是最重要的控制机制，因为个体想成为什么样的人将影响其行为表现。驾驶员的气质类型，就决定了在驾驶工作中，驾驶员会表现出什么样的驾驶行为和驾驶特点。例如，气质为胆汁质的驾驶员会表现出更强的攻击性，更容易出现路怒症的症状，发生交通事故的概率也会增加。

2. 性格

性格是人的生理特征和外界经验相互作用而产生的一种内部倾向，它是经过长期的实践活动，逐步形成的一种独特的稳定的心理状态，是人与人之间差异的主要标志。就驾驶职业而言，驾驶员具有什么样的性格特征，就会有什么样的驾驶特点。良好的性格，既有利于协调各种生理机能，促进驾驶员在注意力、反应力、承受力、稳定性和灵活性等方面能力的充分发挥，保证驾驶技能的正常应用。沉着、遇事不慌不忙的性格比马虎、轻率、好胜的性格更适合驾驶；而做事敏捷、果断、自信的性格就比做事优柔寡断、顾虑重重的性格更加适宜驾驶。无数事实表明，若驾驶员的性格不适宜，其事故发生率就会大大提高。所以，汽车驾驶员都应该对自己的性格特征心中有数，并能够扬长避短。还要注意养成一丝不苟、遵纪守法、严于律己的工作态度；遇事沉着冷静，有足够的承受能力和自制力；能灵活机动，果断地处理各种交通情况。只有这样，才能实现安全驾驶。

3. 情绪

情绪是指人对事物的情感和态度，如人通常所表现的高兴、忧愁等情绪，就是对周围事物、现象所持有的情感和态度的反映。情绪会影响个人对事物的观察、判断和操作。在日常生活中，或是在行车过程中，驾驶员都会遇到一些不如意的事情、矛盾和挫折，这些都会引起情绪波动。实践证明，当驾驶员的情绪处于稳定状态时，其大脑的兴奋度适中，注意力集中，视觉、听觉的敏捷性也高，反应速度加快，判断迅速准确，指令及时正确，操作失误较少。然而，当驾驶员处于烦恼、愤怒等不良情绪中时，其大脑兴奋度下降，注意力分散，视觉、听觉反应迟钝，判断失误较多，指令往往误时失准，操作差错率增高。若驾驶员在行车中受到某种强烈刺激，可能产生某种超出常情的狂喜、暴怒或极度恐惧，这时其自控能力大大下降，不能约束自己的行为、不能正确判断自己行为的后果，就会使驾驶心理机能显著降低，发生意外。特别是处于极度恐惧状态的驾驶员，其思维判断能力下降，反应能力减弱，灵活性变差，动作失调，很可能导致交通事故。因此，在驾驶车辆的过程中，驾驶员要对自己的情绪进行有效的调控和管理，避免出现大喜大悲等情绪失控的现象。驾驶员应学会理智地调节自己的情绪并保持情绪的稳定性。

4. 能力

能力是使人能成功完成某项活动所必须具备的心理特征。例如，完成一幅绘画作品需要具备色彩鉴别能力、形象思维能力、空间想象能力等不同能力，并将其组合运用。但是，能力并不等同于知识和技能，知识是信息在头脑中的储存，技能是个人掌握的动作方式。学会骑自行车是一种技能，而掌握该技能的过程中体现出的灵活性、身体平衡性则是一种能力。车辆驾驶是经过学习获得的技能，但是驾驶员在驾驶车辆过程中的反应力、观察力、灵活性等则属于能力。安全驾驶车辆，既需要驾驶员具备娴熟的驾驶技术，又需要其具备良好的能力，能够对多变的交通状况有一定的洞察和预判，并且灵活快速地做出相应的反应。

|心|理|故|事|

带着情绪开车容易发生车祸

小李，男，29岁，在前年偶然遇见了现在的女友小王，到目前已经交往了两年有余，双方正在商量结婚。由于女方离异并与前夫育有一子，小李的父母对于双方想要结婚的这件事并不是很赞同，小李也因为这件事与父母发生了口角，关系变得紧张。某天，小李与女友小王一同回女友老家商量结婚事宜。在驾车返回途中，两人在车上继续商讨结婚事宜时，因为某些观点上的不和而发生了争执。由于两人都在气头上，所以争执不断加剧，小李的情绪变得非常激动，逐渐失去了理智。他在某一高速路服务区停下车后，产生了轻生的念头，随后径直向高速公路的一辆大货车走去，幸好货车及时避开。然而，小李又继续向前走，最后高速公路上的车辆为了避免撞到他，随即踩下刹车，造成了多车追尾事故。事情发生后，交警及时介入，小王将小李带回车内，随后驾车离去。

> ✏️
> 一
> **故事**
> **解析**
>
> 情绪是一种内部的主观体验，但在情绪发生时，总是伴随着某种外部表现。这种外部表现也就是可以观察到的某些行为特征。小李由于和女朋友小王发生争吵，进而情绪失控，产生轻生行为，并且对交通秩序造成比较严重的不良影响。这也给驾驶员一个警示：作为驾驶员，应该科学管理自己的情绪，采取有效的方式来调节情绪，避免自身处于不适合行车的心理状态，避免因为情绪过激而导致行为过激。

🚌 做好情绪管理

1. 觉察自己的情绪

调节情绪的前提是识别情绪，我们要经常提醒自己注意："我现在的情绪是什么？"有许多人认为，人不应该有情绪，所以不肯承认自己有负面的情绪。要知道，人一定会有情绪的，压抑情绪反而带来更不好的结果。学着觉察自己的情绪，是情绪管理的第一步。

2. 适当表达自己的情绪

当你的朋友在约会的时候迟到，你之所以生气，可能是因为他让你担心，在这种情况下，你可以委婉地告诉他："你过了约定的时间还没到，我好担心你在路上发生意外。"试着把"我好担心"的感觉传达给他，让他了解他的迟到会带给你什么感受。什么是不适当的表达呢？例如，你指责他："每次约会都迟到，你为什么都不考虑我的感受？"当你指责对方时，也会引起他负面的情绪，他会变成一只刺猬，忙着防御外来的攻击，没有办法站在你的立场为你着想，他的反应可能是："路上堵车嘛！有什么办法，你以为我不想准时吗？"如此一来，两人开始吵架，别提什么愉快的约会了。如何"适当表达"情绪是一门艺术，要用心体会、揣摩，更重要的是，要切实应用在生活中。

3. 以合适的方式舒解情绪

舒解情绪的方法很多，有些人会痛哭一场，有些人找三五好友倾诉一番，有些人会听音乐、散步或强迫自己做别的事情。舒解情绪的目的在于给自己一个厘清想法的机会，让自己好过一点，也让自己更有能量去面对未来。如果舒解情绪的方式只是暂时逃避痛苦，而后需承受更多的痛苦，这便不是一个合宜的方式。有了不舒服的感觉，要勇敢地面对，仔细想想，为什么这么难过、生气？我可以怎么做，将来才不会重蹈覆辙？怎么做可以降低我的不愉快？这么做会不会带来更大的伤害？根据这几个问题去选择适合自己且能有效舒解情绪的方式，你就能够比较有效地管理情绪。

公交驾驶员的心理特征现状

公交驾驶员的心理特征，不仅对驾驶的安全性会产生重大的影响，并且还是影响驾驶员驾驶技术发挥的一个重要因素。因为驾驶员在开车过程中，既要不断地利用自身的感觉器官接收外界的大量交通信息，又要运用大脑迅速准确地判断交通环境中的各种情况，及时协调手、脚等的动作，随机应变地采取恰当措施，从而保障行驶的安全，这些都受到驾驶员心理特征的影响。因此，要求驾驶员在心理特征上，必须具有良好的性格、稳定的情绪、快速的反应能力、高度集中的注意力、敏捷的智力水平。若不满足这些要求，就会对安全驾驶产生不利的影响。

公交驾驶员在行驶过程有固定时间驶完固定线路的任务要求，但若遇到路况拥堵，跑一趟规定线路的时间可能超标，存在受到公司经济惩罚的心理压力；公交驾驶员需要同时考虑的因素过多，不仅要常年高度警惕，以防交通事故发生，保证行车安全，还要照顾车上老人、孕妇、儿童以及其他乘客的乘车安全，甚至需要应付一些态度恶劣的乘客，这些都使公交驾驶员精神处于高度紧张状态。此外，驾驶疲劳加重、生理节律改变、肌肉活力不足等驾驶员个人因素，以及工作环境嘈杂、车厢的整洁程度差、车内空气不清新等环境因素，都会加剧公交驾驶员的心理症状表现，因此产生了高于普通人的负性情绪水平。

在一些调查研究中发现，影响我国公交驾驶员心理健康水平的人口学因素主要包括年龄、驾龄、学历水平和婚姻状况，具体如下：

年龄在26~40岁的公交驾驶员心理健康状况最差，25岁以下的公交驾驶员心理健康状况相对最好。这主要与公交驾驶员所面临的各方面的压力有关，26~40岁年龄段的驾驶员处于青壮年时期，相比25岁以下的驾驶员，他们多处于上有老下有小、需要自己养家糊口的阶段，面临婚姻、家庭、工作等多方面的压力。

驾龄在3年及以上的比驾龄在3年以下的公交驾驶员的总体心理健康状况更差，这主要是由于相较于其他职业人群，公交驾驶员更容易发生情感耗竭和职业倦怠，而随着工作年限的累积，这些心理问题越来越容易被诱发，从而导致心理健康状况不佳。驾龄在3年及以上的公交驾驶员在躯体化表现上的得分要高于驾龄在3年以下的公交驾驶员，这可能是由于公交驾驶使躯体长期处于全身振动的状态，导致肌肉骨骼系统、前庭器官刺激症状和植物神经功能紊乱，表现为腰背痛、全身肌肉酸痛、疲倦等躯体不适症状，并且随着驾龄的增加，躯体不适症状逐渐加重。

学历越高的公交驾驶员，心理健康水平越差。这可能是因为学历越高的驾驶员对自身的期望和要求越高，而现实生活长期的平淡枯燥让他们内心中理想和现实的冲突越来越强烈，因而降低了心理健康水平。

已婚公交驾驶员的心理健康状况比未婚公交驾驶员更差，主要表现在强迫症、抑郁症、焦虑症几个方面。这同样和心理压力有关，已婚公交驾驶员所要承担的社会角色和责任更多，既要做好工作，同时又要处理家庭关系及一系列重大生活事件，心理状况波动较大，而驾驶员的职业特点使他们难于或不能尽快解决好这些问题，容易产生不良的心理反应，从而导致心理健康状况较差。

|心|理|故|事|

孙先生是某市公交驾驶员，驾龄6年，和同事的关系比较好，但是在平时的工作和生活中有性格比较急躁和冲动的毛病。由于长时间从事公交驾驶工作，工作时间长，陪家人孩子的时间较少，工作压力较大，一天的工作下来，总是会觉得身心俱疲。因此，在休假的时候他决定开车带妻子和女儿外出旅行。由于时间充足，所以孙先生行驶的车速比较慢，在信号灯还有几秒变成红灯的时候，没有快速开过去，而是停下了车等下一个绿灯。后面的出租车按了几次喇叭，暗示孙先生可以开过这个红绿灯，但孙先生还是选择了等下一个绿灯。出租车的几次鸣笛让孙先生觉得内心很不舒服，正在这时候，孙先生从后视镜中看到后面的出租车驾驶员的嘴型很像是在骂人，孙先生顿时觉得气不打一处来，挂上倒挡，吮的一声，就把后面出租车的保险杠给撞碎了。他刚撞完时觉得心里面特别

解气，但过后马上脑子一片空白。事后想起来，他觉得很后悔：当初一时的情绪上头撞坏了后面出租车的保险杠，到最后，不仅造成了交通拥堵，要给后面的出租车驾驶员赔礼道歉，损失了一大笔修理费，还影响了自己的出行，导致最终并没有和家人一起去约定好的地方旅游。孙先生因此遭到孩子埋怨，还和妻子吵了一架，上班的时候心里也不舒服，对乘客的态度较差，被乘客投诉，影响了当月的绩效考核。

✎ 一 故事解析

就孙先生而言，作为有6年驾龄的老驾驶员，开车技术十分娴熟，具备了安全驾驶车辆的技能；但是孙先生在驾驶车辆过程中性格比较冲动，并且缺乏克制冲动的能力，才会导致交通事故的发生以及旅行计划的泡汤。孙先生的气质就是比较典型的胆汁质类型，具有较强的攻击性，并且对自己的攻击冲动无法进行有效和理性的抑制，这是导致交通事故发生的一个重要原因。作为驾驶员，要对自己的气质类型进行评估，了解自己的行为特点，在驾驶车辆的过程中，对自己可能出现的行为有一定的认知和预判，有意识地去避免或克制可能造成危险驾驶的行为。

🚌 提高注意力

1. 了解自己注意力不集中、分心的原因

在平时的学习或工作中，留意你的整个学习或工作的过程，当出现注意力不集中或者分心现象的时候，记录下你是在什么地方分心的、是因为什么事情分了心、分心的时间大致有多长。当你进行了一段时间的观察和记录之后，基本就可以明确一般会导致注意力不集中东西有哪些了。这个时候，要有意识地努力来改变自己所关注的东西。当发现自己陷入某种思维模式，或者被某一个不相关的事物所吸引的时候，要及时停住，尝试用想关注的事物来代替。长时间这样做，即使你是一个注意力很不容易集中的人，也可以快速地把自己拉回到正事上。

2. 确保充足的睡眠

成年人每天应该保证 7~9 小时的高质量睡眠。保持良好的睡眠习惯，如规律作息、避免在床上使用电子设备。

3. 坚持冥想

冥想可以很简单，只需坐直，专注于几分钟的呼吸。如果你在工作中感到注意力不集中，那么休息时可以闭上眼睛片刻，深呼吸，让你的注意力回到你的呼吸上。

4. 锻炼身体

锻炼有助于提高大脑忽略干扰的能力，改善情绪和注意力，减少焦虑和担心等。试着在工作日有规律地锻炼，或进行短暂的突发性活动，以帮助提升大脑机能。每天午餐时间

绕着停车场快步走一圈也可以提高注意力。

培养适合驾驶的良好性格

首先，充分了解自己的性格是内向型性格还是外向型性格。外向型性格的特征是对于自己以外的世界和人的活动保有浓厚的兴趣；而内向型性格的人更加关注自己和他人的内心世界，如更关心人的体验、思考、愿望等。

其次，对自己性格中的劣势进行全面的评估，如外向型性格不善独处，喜欢追求刺激，对于单调的事物容易感到厌倦；内向型性格参加活动之后会感到疲惫，需要休息，很怕被别人催促着做事情。

再次，了解哪些事情会触发自己性格中的劣势，出现触发事件时要敏感地觉察并及时地调整自己的性格，逐渐形成沉着、冷静、耐心、细心的性格特点。

最后，发挥你的性格优势。无论是在工作、学习，还是个人幸福方面，发挥优势都比修补缺点更重要。为此，可以练习讲一个"最佳的我"的故事。"最佳的我"的故事是积极心理学的一个干预方法，也叫"积极自我介绍"。一个人在发挥优势时更容易投入到当前的活动中去。优势能让人更有掌控感，也更有认同感。相反，如果一个人被逼着在自己的劣势领域里做事，那他就很难产生投入的感觉，而结果也会不尽人意。

第十一章

公交驾驶员面临的心理健康问题

本章导语

没有健康的心理，就没有健康的人生。

公交驾驶员每天起早贪黑，穿梭于城市各街道，他们不仅面临着整日驾驶所带来的身体劳累，也面临着心理健康的严峻考验。他们长期处于高强度、高压力、高风险、高要求的工作环境中，其心灵与身体一样，也会"感冒发烧"，有时甚至还会"急性发作"。为促进公交驾驶员心理健康，保证安全驾驶，更好地为市民提供乘车服务，我们不仅要关注公交驾驶员的身体健康状况，更应该要重视驾驶员面临的心理健康问题。本章将以驾驶员面临的心理健康问题为主题，为公交从业人员解答以下问题：

※ 公交驾驶员面临的具体心理健康问题有哪些？

※ 公交驾驶员心理健康问题的分类、原因与影响

※ 有哪些改善公交驾驶员心理健康的方法？

|心|理|故|事|

　　王师傅，25岁，从事公交驾驶工作3年多。结婚后，妻子跟随王师傅到重庆生活并贷款买房，二人于去年喜得一子。妻子为照顾家庭和孩子，在家中做全职太太，家庭收入全靠王师傅一人。房贷、水电、日常生活开支等压得王师傅喘不过气来，家里入不敷出，并且即将面临孩子入托等问题，王师傅心理压力巨大。所幸王师傅所在公交公司上一休一，他选择在休息日跑滴滴来补贴家用。王师傅就这样一边从事每日8小时的公交驾驶，一边兼职跑滴滴，家庭生活能勉强支撑过去。但王师傅一直处于高强度工作状态，丝毫不敢松懈，并已将近一年没有好好休息与放松过。王师傅透露，自己的生活压力非常大，在驾驶时也经常会感觉心情烦躁、神经紧绷，他对自己未来的生活也非常焦虑，最近时常感到胸闷，偶尔驾驶时也会出神，感觉工作也越来越力不从心，并表示自己也不知道自己能撑多久，但为了避免家人担心，在家中他只字未提。

故事解析

　　刚入职 3 年的驾驶员王师傅正处于人生上升阶段，不仅面临着结婚、养娃、房贷、日常生活开支等经济压力，其身心也面临严峻考验，长时间、高强度的工作使其神经一直紧绷得不到放松，感到烦躁、焦虑、力不从心，甚至出现了胸闷的情况。可见王师傅的心理健康面临着巨大危机，如果不及时对王师傅进行心理健康干预，王师傅的心理状态必然会影响其工作，甚至会威胁行车安全，后果不堪设想。在公交驾驶员中，许多年轻的公交驾驶员都可能面临着像王师傅一样的情况，刚成家立业，开始面临来自各方的经济压力。为缓解经济压力，提升生活质量，驾驶员可能会通过加大劳动强度以获取更多收入。但高强度、高压力的工作状态之下，极度紧绷的精神状态得不到有效缓解，易形成精神疲劳、焦虑等心理健康问题。

│心│理│故│事│

　　陈师傅，48 岁，从事公交驾驶行业 10 余年。陈师傅在驾驶时神经时常处于高度紧绷的状态，并时常面临剧烈的司乘冲突，他说自己是"受气筒"，经常受乘客的气，得不到应有的尊重和理解。陈师傅经常遇到乘客乱刷卡（如年轻人刷老人卡）、逃票、将宠物带上公交车等现象，面临该类情况他会善意提醒，但有的乘客置之不理或破口大骂。陈师傅常受到乘客的各种抱怨，却只能耐心安抚，有乘客蛮横不讲理，三言两语过后试图对陈师傅动手，所幸被车上其他乘客拦下了。陈师傅时不时还会被乘客投诉，为了让乘客满意，公司只能让陈师傅给乘客道歉。陈师傅脾气好，喜欢独自承担负面情绪，不会将工作冲突带到家庭中，但反复的司乘冲突也给陈师傅造成严重困扰，让其出现轻微的社交恐惧症倾向，并感觉心里堵得慌，对家人也变得冷淡，不愿交流，只想逃避，甚至有了辞职的想法，妻子也感觉其最近明显反常。此外，由于长期驾驶，陈师傅的腰椎还落下了无法根治的职业病，在驾驶时常常会隐隐作痛，这也让陈师傅倍感焦虑。

故事解析

陈师傅作为一名资深的公交驾驶员，频发的司乘冲突、职业病的困扰等多方的压力使其出现一定的逃避心理和社交障碍倾向，并产生辞职的想法，这是其心理健康问题的直接表现。

陈师傅的现状正是当下许多资深驾驶员

所面临的心理健康困境的真实写照。为保障行车安全，资深公交驾驶员遇到乘客的不文明乘车行为时大多采取忍气吞声、独自消化的方式。面对乘客的投诉，为了减少麻烦，道歉的总是驾驶员，这将驾驶员置于非常被动的地位，导致驾驶员"无尊严"驾驶情况的恶性循环。此外，长时间的驾驶工作使驾驶员易患上职业病，如胃病、颈椎病、肺部疾病、腰椎间盘突出、前列腺炎、视力下降、关节炎等，疾病的不适和疼痛也会对驾驶员的心理健康造成一些困扰。为了家庭和睦，减少家人担忧，驾驶员一般也不愿将工作中的烦恼向家人倾诉，这使其缺乏倾诉负面情绪和解决心理健康问题的途径，导致心理健康问题累积并凸显。

|心|理|故|事|

张师傅，32 岁，进入公交行业 6 年，最近在驾驶中常出现"路怒症"。经了解，张师傅最近家庭矛盾较为尖锐，张师傅妻子常抱怨张师傅对家庭不管不顾，回家倒头就睡，对儿子也是不闻不问，儿子不听话、学习

成绩一落千丈，张师傅也并无察觉。张师傅在长时间的高度紧张工作后，常感身心疲惫，回到家中只想休息，疏于关照家人，平时也极少参加娱乐活动，与朋友的联系交流也越来越少。张师傅觉得工作的苦闷无从排解，回家又被妻子埋怨，不知如何是好。近日张师傅对妻子的埋怨感到非常烦躁，忍无可忍便与其大吵一架，妻子提出离婚，张师傅非常苦恼，在驾驶时常常心不在焉、脾气暴躁，并伴有"路怒症"现象，堵车时喜欢不停地鸣喇叭，对其他驾驶员的不文明驾驶行为会感到非常愤怒甚至忍不住破口大骂。由于过度焦虑，他经常失眠，行车时常感身心疲惫，提不起精神，甚至有一次在行车过程中由于走神，差点与一辆小车撞上，还好双方及时刹车，没有造成大碍，但却被乘客投诉，公司对张师傅进行当众批评并让其做自我检讨。此事过后，张师傅自尊严重受损，感觉自己在同事和领导面前抬不起头，产生社交恐惧，性格变得郁郁寡欢，也不参加公司的各种集体活动。

✎ 故事分析

　　由于驾驶工作的高强度、高压力，张师傅在工作后身心俱疲，回家后疏于对家人关照，导致妻子出现不满情绪，张师傅又认为妻子不理解他工作的艰辛，从而激化了夫妻矛盾，使夫妻关系不和谐。夫妻关系不和谐使张师傅的

负面情绪恶化，且这种负面情绪并未得到有效
解决，逐渐累积起来，被他进一步带入工作中，
从而导致张师傅在驾驶时常常脾气暴躁并伴
有"路怒症"的表现。同时，由于过度焦虑家
庭问题，张师傅差点发生交通事故，公司的批
评伤害了他的自尊，使其产生社交障碍，郁郁
寡欢，不愿与人交往，缺乏负面情绪的宣泄口。
最终，工作压力与家庭矛盾的双重叠加与激化
使张师傅的焦虑、抑郁、社交障碍等心理健康
问题异常凸显。

公交驾驶员面临的具体心理健康问题

驾驶员面临的心理健康问题包括心理疲劳、焦虑、抑郁、
暴躁易怒、悲观消极等。

1. 心理疲劳

心理疲劳主要表现为在高强度的道路行驶条件下，如驾
驶时间过长、外界驾驶环境较差或路况多变时，驾驶员会感
到心慌、心绪不宁，对驾驶过程产生无力应付的感觉。一般
来讲，在驾驶结束后经过一段时间的休息，这种心理疲劳就
能被消除。

2. 焦虑

焦虑是驾驶员的典型心理问题，是对行驶过程中不确定因素的防御性身心反映，表现为因不可预见行驶过程中的危险，而感到紧张不安、忧心忡忡。一般性焦虑是情境性、暂时性的，常会随着危险结束而消除。但是，如果行驶危险持续存在，驾驶员不能及时调节心理状态，就会出现心理障碍，不自觉地紧张。

3. 抑郁

抑郁是驾驶员在遭受挫折，如家庭变故、工作待遇与分配不合理等事件后产生的干什么都没意思的郁闷感觉，表现为无精打采、疲劳无力、情绪消沉等。

4. 暴躁易怒

暴躁、发怒是人在遇到刺激时的一种反应，每个人对刺激的反应程度是不同的，暴躁易怒主要指驾驶员在驾驶过程中和家庭关系中脾气暴躁，难以对情绪进行自我控制。典型的表现就是驾驶员驾驶过程中产生"路怒症"，"路怒症"可能是一系列发生在驾驶之前的充满压力或令人愤怒的事件的最终产物。这种愤怒可能会迁移到其它场合，如在家庭关系中遇到一点小问题就爆发。

5. 悲观消极

悲观消极是指驾驶员因负面的心理状况而引发内心巨大的情绪波动，主要表现为在工作中提不起兴趣，产生消极态度，对待现有工作冷漠，工作效率低下，感到工作无意义，不愿再为此付出努力。

公交驾驶员心理健康问题的分类、原因与影响

1. 暴躁易怒型，影响行车安全

驾驶员在驾驶时常处于高度紧绷的精神状态，且平日休息不佳，若遇上交通环境不如人意，部分驾驶员在工作中便容易发生"路怒症"，产生抢道、不停鸣喇叭等行为，发生司乘冲突时情绪激动异常。如果缺少对驾驶员心理健康的关注和干预，这些问题将极其容易危及驾驶员的行车安全，不利于广大人民群众的安全出行。

2. 消极疲惫型，影响工作效率

一方面，由于家庭关系矛盾和工作压力等因素，驾驶员精神长期处于高度紧绷的状态，心理健康的高负荷容易导致驾驶员产生抑郁、烦躁等情绪，这些负面的情绪若长期持续，便可能影响到驾驶员的工作，使其对工作提不起兴趣、态度消极，工作效率低下，不愿再付出努力。另一方面，在高强度、长时间、驾驶环境较差或条件多变的道路行驶压力下，驾驶员易感到心慌、心绪不宁，对驾驶任务产生无力应付的感觉，如果得不到及时调整，则容易产生心理疲倦，对驾驶工作产生抵触情绪，影响行车安全。此外，工作分配和工资不成正比，也易使驾驶员心理失衡，影响工作积极性。

3. 社交障碍型，影响人际交往

驾驶员在工作中可能遇到司乘冲突，如果公交公司缺乏对驾驶员心理健康的关注，反而对其采取当众批评检讨等简单粗暴的处罚方式，不仅会伤害驾驶员的自尊，也容易使驾驶员对工作和人际交往产生负面情绪和逃避心理，并造成心理障碍，进而更不愿将心理的负面情绪向他人倾诉和表露，导致心理问题的恶化。

4. 家庭宣泄型，影响家庭关系

在遇到司乘冲突时，一些驾驶员常常采取逆来顺受的态度，这导致他们的心理健康问题长期积累，负面情绪无处发泄，最终在家庭生活中爆发出来。一部分驾驶员很可能因为一点小事就与家庭成员发生争执；另一部分驾驶员在家中不愿表露负面情绪，直到负面情绪累积到忍无可忍，才在家庭中爆发出来，成为家庭矛盾导火索。这两种情况下，家庭关系都会受影响，家庭负面情绪与工作负面情绪的交织使驾驶员心理健康问题更加凸显。

🚌 从多个层面关爱公交驾驶员的心理健康

1. 社会层面：营造尊敬、关怀公交驾驶员的友好社会氛围

政府相关部门、公交企业等应借助讲座、媒体报道、海报宣传、政策制定等方式营造人人尊敬、关怀公交驾驶员的友好社会氛围，帮助公众认识到驾驶员工作的高危性、高压性，

理解公交驾驶员工作的不易，减少和避免司乘冲突的发生，形成文明的乘车习惯、营造友好的驾驶环境，帮助驾驶员处于健康愉悦的行车状态，以保障行车安全。

2. 企业层面：关爱驾驶员心理健康状况、提升和改善公交驾驶员待遇、福利

（1）公交企业应实时关注和调节公交驾驶员的心理健康状况。应注重对驾驶员心理健康问题的预防。公交公司可通过定期开展心理健康讲座和发放心理健康指南，帮助驾驶员预防和调节负面心理情绪。另外，公交公司可联合心理健康机构对驾驶员进行团体心理健康辅导和个案心理辅导，避免心理健康问题进一步加重或恶化。

（2）公交公司应加强对驾驶员的人文关怀。公司在平时管理时应注意保护驾驶员的尊严，并酌情改善和提升驾驶员待遇和福利，减轻驾驶员生活压力，提升驾驶员工作的积极性。公交公司应加强与驾驶员家庭的联系，了解驾驶员的家庭难题，针对经济困难的驾驶员适当给予经济补贴。针对家庭矛盾突出的驾驶员家庭，应开展婚姻家庭辅导和亲子关系辅导，做到从各方面缓解驾驶员心理压力。对患有职业病的驾驶员企业应提供适当的医疗补贴，减轻患病驾驶员的医疗负担，使驾驶员感受到公司的关怀与温暖，在心理上减轻职业病所带来的痛苦，保持较好的心理健康状态。

3. 家庭层面：营造关爱支持公交驾驶员的温馨家庭氛围

家庭对驾驶员心理健康具有重要影响，家庭成员对驾驶员的关心支持程度直接影响着驾驶员心理健康状况，家庭氛围较好的驾驶员往往不容易出现心理健康问题。

首先，家庭成员应避免向驾驶员传递负面情绪，杜绝在家庭中形成负面情绪污染。

其次，家庭成员应理解支持驾驶员工作，多与其交流，并帮助其及时排解和宣泄负面情绪，避免负面情绪累积所导致的心理健康问题产生。

最后，家庭成员应营造和谐、温馨的家庭环境与氛围，避免家庭给驾驶员带来心理健康困扰。

4. 驾驶员自身层面：加强自我心理健康关怀

驾驶员心理健康状况不仅受外部环境影响，而且在很大程度上受到自身的影响，因此驾驶员应学会自我关怀。

（1）驾驶员可以通过与同事的交流互动寻求同伴支持，并了解他人对待类似经历的方法，避免过度关注事件的负面性以致产生心理健康问题。

（2）驾驶员应主动关心自我身心健康并做好心理健康问题的防范。驾驶员可通过阅读心理健康指南、参加心理健康讲座，加强对心理健康知识的了解，通过学习深呼吸、自我暗示、冥想等小技巧，预防和缓解心理健康问题。如果驾驶员无法进行自我心理调节，可以寻求专业人士的帮助，避免心理健康问题的进一步恶化。

有助于改善公交驾驶员心理健康的方法

1. 情绪控制

性格内向的驾驶员往往内敛、处事小心谨慎，需增强自信，加强与亲人、朋友、同事和领导的沟通交流，敢于把自己经历的不愉快的事向亲人、朋友倾诉，及时向同事和领导反映所遇到的问题，切忌把所有问题和情绪憋在自己心里。而性格外向的驾驶员往往轻率、敢于冒险、情绪波动大，需要加强道德修养，提高心理承受力和应激力，积极坦然地对待周围的人和事，客观地看待问题。可以经常提醒自己"我在开车""我不能想别的""开车安全第一"等，注意保持心理平衡状态，避免过激的心理活动，做到"养心在静"。总之，驾驶员在驾驶过程中不可避免地会遇到各种不愉快的事情，要学会避免受不良情绪的影响；在驾驶行为开始前和结束后，经常性地检查审视自己的情绪，并学会控制自己的情绪。

2. 合理宣泄

合理宣泄法就是利用或创造某种条件，以合理的方式把压抑的情绪倾诉和表达出来，以减轻或消除心理压力、稳定思想情绪的一种方法。当驾驶员心情不快时，可以向朋友和家人倾诉，缓解内心的压抑感。因为有时候一旦将问题说出来，我们就会发现问题其实并没那么严重，同时还可以得到一些安慰和建议。

3. 放松身心

驾驶员可以通过放松训练，来缓解与消除心理紧张。放松训练对于缓解紧张性头痛、失眠、焦虑、气闷等生理心理状态较为有效，有助于稳定情绪、振作精神、消除疲劳，可增强驾驶员行车过程中处理突发紧急情况的能力。驾驶员在生活中可利用空余时间做一些有益身体和精神放松的活动，常用的身体放松方法有冥想、散步、游泳，常用的精神放松方法有听音乐、看书、静坐等，同时做到饮食正常，保证睡眠充足，适当运动，消除精神和体力上的疲劳。

第十二章

公交驾驶员的心理调控技术

掌握一些合理的心理调控方法，对于公交驾驶员及时调节自己的心理状况，更好地工作和生活，具有重要意义。心理调控不只是在心理出现问题后进行调节和控制，更重要的是建构一个强大的心理结构，阻止外界不良思想和情绪的入侵。一个人只有拥有强大的心理后，才能有足够的心理能量去追求成功。本章内容将以公交驾驶员的相关心理调控技术为主题，为公交从业人员解答如下问题：

　　※ 什么是心理调控技术？
　　※ 公交驾驶员在日常生活中如何有效进行自我心理调控？

🚌 什么是心理调控技术

生活中的各类事件都会引起心理反应，控制和调节好心理，对个人适应社会发展、维护身心健康至关重要。心理调控技术就是指运用心理技巧改变个体心理活动绝对强度，减低或加强心理反应，对自己的情绪等心理要素进行调节的方法，可以达到开发心理潜能、预防和治疗心理疾病的目的。通过心理调控，人们能更恰当地认识和评价自身所处的环境，尽力消除那些不愉快的生活事件带来的心理刺激，理智接受从而更好地适应非个人所能改变的现实，并使情绪积极而稳定，达到保持自我意识良好和心身健康的目的。

|心|理|故|事|

给心灵泄洪

老张，男，40出头，是一名公交驾驶员，他天生性格外向，也是个热心肠，平常与周围人的关系还不错。老张有一个比较和谐的家庭，多年前，为了让儿子接受更好的教育，一家三口搬到现在的学区租住。去年，妻子提议买套商品房，但多年的房租早已花费不少，于是老张东拼西凑，勉强付了首付。最近，老张心情烦闷、十分苦恼，前两天因一件小事，他和老婆大吵了一架，一时冲动，老张打了老婆一下。老婆哪里受得了这样的气，撂下狠话，说要离婚，收拾东西离开了。事后，老张对此非常懊恼，之前夫妻关系还算不错，就算有些矛盾也很容易解决，自己从来不曾对妻子动手。老张觉出这几天自己异常暴躁、情绪化，与他面对的压力密不可分。

原来前不久，老张母亲在家不慎滑倒，摔断了腿，目前还在休养，医药费花去不少，加上儿子在私立中学的学杂费和各种支出，使他的经济压力大增。除此之外，老张每月要还数额不小的房贷，并且由于买房时借了点钱，他还着急还债，沉重的经济负担压得他喘不过气。吵架当天，老张在驾驶途中遇到一个无理取闹的乘客，乘客是个喝得微醺的大汉，他自己坐过站，却对老张破口大骂，非要中途下车，即便老张明确告诉他该路段不能停车，大汉仍口出不逊侮辱老张，老张虽气不过，但也不好发作，只得忍气吞声。下班后，老张自觉累了一天，到家时一肚子烦闷，看到老婆还没准备好晚饭，便将怒气发到老婆身上，和老婆大吵一架。

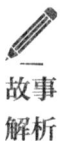

✏️
故事解析

现实生活中，我们不可能时时刻刻都是开心的，总会有不顺心的时候。故事中的驾驶员老张，的确遇到了生活的瓶颈，心里的苦闷得不到排解，压力不断累积，使之身心俱疲，以致一些小事成为了夫妻争吵的导火索，生活情况变得更为糟糕。要知道，每个人都会遇到不良情绪和生活压力，如果宣泄方式不当，不但会加重自己身心的负担，还会对周围人产生不利影响。

因此，我们有必要采用恰当的方法来克服消极的情绪，减少这些情绪对生活和工作的不利影响。负性情绪需要及时且恰当的发泄，在适当的场合，采取适当的方式来排解。当然，当你心中积满不良情绪又无法自己消解时，你还可以用向亲人、朋友倾诉的方式来宣泄。在你向他人倾诉的过程中，消极情绪就会被发泄出来，精神也就会随之放松下来，逐渐恢复内心的平静。另外，让消极情绪得到升华也是排解消极情绪的有效方法。俗话说，化悲痛为力量，它是将被意外事件激发的能量引导到对自己、他人和社会有利的方向上。当遭遇不公平的事情时，一味生气或绝望都是于事无补的，而且这也是在用别人的错误来惩罚自己。正确的态度应该是将遭遇的挫折变为行动的动力，做生活中的强者，这也是一种较高水平的宣泄方式。

|心|理|故|事|

微笑面对挫折

　　王女士是一名 30 多岁的公交驾驶员。三年前她被查出患了乳腺癌，幸而发现及时，经过药物治疗病情基本得到控制。但令她没有想到的是，在其恢复阶段，她的丈夫提出了离婚，不仅如此，丈夫还将他们的小孩也一起带走了。自此后，王女士的精神世界一下子坍塌了，很长一段时间，她都没有办法振作，无心经营生活。她常觉得，自己在这个世界上活得卑微、没价值，自己的生活完全看不到希望，没有多少意义，她只能每天麻木地工作着。

　　直到某天，她无意在超市的全身镜中窥见了自己萎靡的形象，顿时被吓了一跳，镜子中的她面容十分憔悴，原本充满活力的自己不知去了哪里。王女士想，日子总要过下去，就算再悲苦也只是自己受罪，不会有人可怜我，就算有人可怜我，那又会让疼惜自己的人跟着伤心，生活只会越过越糟，与其这样任由消极情绪折磨自己，不如试着接受现在的人生，好好地、努力地活下去。

　　从那天起，王女士开始在每天出门前精心地打扮自己，每天尽量以最饱满的精神状态出门。因为心态的转变，她会更加耐心地处理驾驶中遇到的问题，工作时的心情变得舒畅。身边的同事渐渐觉得现在的王女士对生活充满信心、对工作充满激情，被她积极向上的状态所感染，大家的关系也随之变得更加融洽。王女士常常对着镜子中的自己微笑，希望能不断提醒自己，要想从人生的低谷中站起来，就要学会改变认识事物的态度，一味伤心不会有任何作用，要能看到事情的另一面，树立积极的心态。

✏
故事解析

艾利斯提出的合理情绪理论认为，人的先天倾向中有积极的取向，也有消极的本性，而且艾利斯更强调后一种倾向，他认为正是非理性的生活态度导致了心理失调，人们若是不断地重复某种不合理的信念，便会导致其产生无法排解的情绪困扰。他认为，大多数人的思考并不符合逻辑，如："我刚刚犯了一个错误，这证明我不是完美的，可我本应是完美的。"正是由于这些信念，人们产生了罪恶感、焦虑、忧郁等负面情绪。在现实中，许多人遭遇挫折时，往往第一反应是想不通，认为自己倒霉，其实这些都是当事人自己片面的认识和解释，正是因为这种认识才产生了情绪上的困扰。

故事
解析

当故事中的驾驶员王女士从悲观的低谷走出来后，从她嘴里再也听不到牢骚和抱怨。现在，从她身上看到的是对工作的投入，对生活的积极向往。由此可以看出，事件本身的刺激情境并非引起情绪反应的直接原因，个人对刺激情境的认知解释和评价才是引起情绪反应的直接原因。想要调整情绪，从人生的低谷中走出来，就必须建立一个新的思考模式。当我们遇到事情时，不要用一般的惯性思维去思考问题，要积极调整心态，摒弃不理性的信念和认知，放下偏见与固执，从各个方面去观察、分析，一定会发现许多事情都存在着它的另一面。

提升自我心理认知

1. 主动进行自我观察

一个人对自己身心状态和人际关系等的认识，包括对生理自我、心理自我和社会自我，如外貌、体态、性格、人际关系等方面的认识。在自我观察的过程中，要善于剖析自我，深刻认识自我，更好地认识外在形象和内在自我。

2. 适当接纳他人评价

不是所有的他人评价都有利于自我认知，毕竟他人评价不一定是正确的，但兼听则明，一定程度上筛选、接纳他人对自己的评价，是能够帮助我们更好地认识自己的。

库利的镜中我理论认为，别人对自己的态度是自我认知的一面镜子，一个人处在一定的社会关系中，通过与他人相处，从他们对自己的评价中看到了自己的形象，并为自我认知提供基础。他人评价这面镜子并不是指某个人的某一次评价，而主要是指从对自己有影响的、关系较为密切的人的一系列评价中概括出来的某些经常的稳固的评价，个人常常根据这些评价来认识自己。

在认识自己的过程中，我们需要虚心听取他人对我们的评价，同时客观、冷静地分析他人的评价，便于我们从多角度来认识自己。

3. 合理利用比较方法

自我观察和他人评价，都是主观的反映，除此外，我们还可以通过合理的比较来提升自我心理认知。

费斯廷格提出的社会比较理论认为，人们在现实生活中认识自己各方面的特征时，往往是通过与周围他人的比较，而不是依据纯粹客观标准。在人际交往中，人们所进行的社会比较，一方面是与同类型的他人进行比较，用以确认自己与他人相类似的属性；另一方面则是跟不同类型的他人相比较，以提高自我认识的可信程度，同时帮助自身社会行为的发展。最恰当的比较方式是把这两方面的社会比较结合起来，以完善自我认识。

另外，与他人比较不可过度，否则会伤及自尊，导致心理的极端化。我们可以进行积极的自我比较，与过去的自己纵向对比，善于发现自身特质的变化，通过进步来全面认识自己，成为更好的个体。

增强个人心理免疫

1. 提升抗压能力

抗压能力越强的人，越能应对工作和生活中的挑战。

提升自己的抗压能力，首先要保持积极的心态。压力心理学家凯莉·麦格尼格尔发现，压力对人的损害主要在那些以消极的心态面对压力的人中存在；而对那些以积极心态看待压力的人，压力并未带来明显的损害，相反，这些人在应对压力的过程中，提升了能力，增加了幸福感。当强烈的消极想法涌入脑海时，我们需要即时制止，用乐观的心态来面对。另外，保持对事物的好奇心也有助于抗压。不少研究证明，好奇心与幸福感高度相关。将自己的注意力转移到感兴趣的事物上来，能明显降低焦虑情绪。生活中，我们可以每周花两三个小时做一些正念冥想练习，闭上眼睛，舒服地坐着，调整呼吸，将注意力集中到一个对象上，不做任何评判。由此，我们可以提高自己心理的抗压能力。

2. 锻炼应对能力

由于各种主客观因素，大家难免会遇到一些困难或失败，如何对待逆境、应对挫折，也是对自身的一次严峻考验。只有采取合理的应对方式，才能尽可能降低困境造成的负面影响。

日常生活中，我们可以向朋友敞开心扉、与父母或伴侣讨论日常生活问题来有意识地锻炼自己的应对能力，还可以保持书写的习惯，将自己难以向他人倾述的想法写进日记，接纳自身问题并及时调整。一味逃避不是长远之法，借酒浇愁也只会导致更多的痛苦情绪，选择积极的应对方式，我们才能应对挑战、适应社会。

3. 保持理性思维

艾利斯将非理性信念描述为缺乏客观根据、不符合实际的苛求，这一思维常造成庸人自扰，而理性与非理性相对，是一种成熟的认知方式，指的是合理的或合乎逻辑的、可被经验材料或证据支持的、合乎现实情况的思想。保持理性的思维习惯，不要由情感左右自己的选择，方能做出正确的判断和选择。

理性认知，需要学会批判性思考，保持自己思考的自主性和逻辑的严密性，尽可能当一个思想的旁观者，从多个角度看待问题。理性面对事物，我们还应该学会反思，我们在面对许多事情的时候，往往是情绪反应先于理性反应，所导致的结果是常常看不到事情的本质。所以，每次感情冲动的时候，我们都应该认真反思自己的行为与观点，逐渐改变自己的思维习惯，把自己置于事情之外，使自己更加理性地看待事物。

学会自身心理调适

1. 自主放松训练

放松训练不同于日常生活的休闲放松，是按一定的练习程序，有意识地控制或调节自身的心理生理活动，来调整那些因紧张刺激而紊乱了的功能，适用于降低焦虑或恐惧情绪。放松训练包括想象放松和渐进式肌肉放松等方法。

想象放松，是利用心理暗示的力量，通过想象某种让人身心得以放松的情景，获得身临其境的感觉，进而身心得以放松的方法。你可以以最舒服的姿势躺下，慢慢闭上眼睛，配合轻柔的音乐，想象让自己最放松的场景，如海滩、草原等。

心理紧张和躯体紧张是并存的，通过渐进式肌肉放松，可以促进心理放松。先绷紧肌肉，将注意力集中在绷紧的肌肉上；再放松各部分肌肉，从手部开始，依次是上肢、肩部、头部、颈部、胸部、腹部、下肢，直到双脚，依次对各组肌群进行先紧后松的练习，最后达到全身放松的目的。

2. 重新审视过去

生活中可以自己做内观，回忆三个方面的事情：其一，别人为我做的事；其二，我为别人做的事，或我回报别人的事；其三，我为别人添的麻烦，或我给别人带来的烦恼。日常的自我审视不限于时间，可以在任何时间沉浸在内观的状态中。同时，回忆须注重细节，若只是简单概览过去发生的事，难以激起相应情感。回忆的主题一定要适当，既不能忽视别人对我们的善意，也不能忽略自己对别人的价值。我们可以通过内观来整理自己的人生，重新建构与他人的人际连接，确立新的生活态度，滋养内在的心灵。

3. 顺其自然，为所当为

依据森田疗法的理念，对健康的过度执着，只会造成负性影响，如越想改善失眠问题，越会焦虑，反过来再影响睡眠，进入恶性循环。"顺其自然，为所当为"是森田疗法的核心，我们可以把这八个字当作一种生活的理念，来培养健康心态。

首先，我们要顺应情绪的自然，面对各种情绪体验，我们的第一步应是接纳。接纳情绪是指和你的情绪并存，和平共处，避免让自己成为他人情绪的替罪羊。

其次，要顺应事物的客观规律，世间外物不可能随着个人的意愿而改变，我们只能不断适应。在精神活动的过程中，时常会有很多我们的意识不能理解的想法出现，对待这些想法的最好办法就是接受它，因为它没有办法被完全消除，越是关注反而越会存在。

最后，我们应将行动和情绪分开，为所当为，即做我们的角色内应该做的事情，不去控制不可控制的事，而去控制可以控制的事，该做什么就马上去做。

🚌 用音乐唱响生活

音乐没有处方，不能直接治疗躯体疾病，但是，如果您喜欢音乐，并且正在寻找放松心情、调适压力、舒缓焦虑的方法，请您花 15~20 分钟跟着以下的指导一起来尝试一下吧！

第一步：放松身体

找一个安静和相对舒适的空间，可以坐在椅子或沙发上，调整到自己感到舒服的姿势。开始深呼吸，深深地吸气和呼气，让自己的呼吸越来越平缓。将注意力从外部世界转移到自己的身体上，让内心平静下来。

第二步：觉察情绪

将自己聚焦于内在状态，接纳身体和脑海中一切想法与感受，带着不评价的态度沉浸在自我的情绪状态中。如果可以的话，给自己的情绪状态打个分，不用写下来，在内心记下就行。比如情绪状态是焦虑，设置 0 分到 10 分的区间，0 分是完全不焦虑，10 分是极其焦虑。

第三步：选择音乐

在自己的音乐库中找一首与自己情绪状态相匹配的音乐，放下对音乐审美上的评价，更多关注在音乐的旋律、节奏等元素带给自己的内在感受上。

第四步：聆听音乐

放大自己的听觉，如果可以的话，闭上眼睛。继续关注自己身体和心理上的感受，尝试接纳所有的情绪感受，不要排斥它，让自己的心和身体与音乐多待一会儿。

第五步：音乐结束

音乐可以重复聆听，当音乐结束后，不要急着睁开眼睛，当自己的感受慢慢回到现实中时，再尝试着睁开眼睛。最后，可以给自己的情绪状态打个分，对比聆听音乐之前的分数，看看自己情绪体验是否有变化。

第十三章

公交修理工的心理特征

本章导语

很多时候人的痛苦和快乐并不是客观环境优劣决定的，而是由自己的心态、情绪决定的。你看路边的小草，被人踩来踩去，可它还是活下来了，它拼命地站起来，接受大自然给予的阳光、雨露，所以它比温室里的花朵更有生命力。

——卢勤

心理特征是心理活动进行时经常表现出的稳定特点，学习辨别心理特征对发现和解决个体心理问题、促进个体心理健康发展有重要意义。本章内容旨在从性格特点、气质类型、能力特征三方面对心理特征进行详细介绍，帮助公交修理工朋友们正确认识自身的心理特征，为正在阅读本章内容的公交从业人员解答以下三个问题：

　　※ 心理特征在性格、气质、能力三个方面的表现是什么？

　　※ 影响心理特征的因素有哪些？

　　※ 公交修理工如何塑造良好的心理特征？

🚌 心理特征之性格

性格是一个人在现实的稳定的态度和习惯化了的行为中表现出来的人格特征。性格有好坏之分。

1. 性格的结构

（1）性格的态度特征：主要体现为对待社会、集体、他人的态度的特征。

（2）性格的理智特征：指在认识过程中所表现出来的性格特征。

（3）性格的情绪特征：指一个人情绪活动的强度、稳定性、持续性以及主导心境方面的特征。

（4）性格的意志特征：指人在意志行动中所表现出来的性格特点。

另外，性格的各种特征并不是一成不变的机械组合，一个人常常会在不同的场合下显露出性格的不同侧面。

2. 性格的类型

根据不同的标准性格有多种分类方式。

（1）根据知、情、意在性格中的表现程度，可分为理智型、情绪型和意志型。

（2）根据个人的独立性程度，可分为独立型和顺从型。

（3）根据个人心理活动的倾向性，可分为内倾型和外倾型。

（4）根据个体的社会生活方式，可分为理论型、经济型、审美型、社会型、权力型和宗教型。

3. 性格的外化表现

（1）理智型性格：理智型性格的人性格沉稳、沉着冷静、善于自控，非常重视精神世界的富足，喜欢并且勤于思考，追求知识的学习和汲取。

（2）情绪型性格：情绪型性格的人情绪感知能力强，他们对情绪有着特殊的敏感性，因此这类人容易冲动，常常难以很好控制住自己的情绪，容易做出伤害他人的行动。

（3）意志型性格：意志型性格的人在行动之前有明确的目的，事先确定了行动的步骤，并且在行动的过程中能克服困难，并始终如一地执行，以实现自己的目标；善于在复杂的情境中辨别是非，迅速作出正确的决定；善于控制自己的行为和情绪。

心理特征之气质

气质是表现在心理活动的强度、速度、灵活性、倾向性等方面的动力特征，使人的全部心理活动都染上独特的个人色彩，也就是常说的"脾气""禀性"。

1. 气质的特点

（1）气质是与生俱来的。自从苏联心理学家和生物学家巴甫洛夫论述了高级神经活动的各种特性和判定方法后，研究者大都认同气质的生理基础是神经类型。例如，有的婴儿特别爱哭、脾气急躁，而有的婴儿则安静、不哭不闹。

（2）气质也会随环境和自我控制机制的影响而变化。研究发现，气质中的稳定成分大部分由遗传决定，而变化成分大部分则由环境造成。环境对气质的影响主要经过复杂的脑机制和自我控制机制形成。在所有控制机制中，自我概念是其中最重要的控制机制。

2. 气质的类型

根据巴甫洛夫的研究，大脑皮质的神经过程（兴奋和抑制）具有强度、均衡性和灵活性三个基本特性。强度指神经细胞和整个神经系统的工作能力和极限，均衡性指兴奋和抑制两种神经过程间的相对关系，而灵活性指兴奋过程更迭的速率。根据这三者的不同表现，巴甫洛夫提出了四种高级神经活动类型——兴奋型、活泼型、安静型和抑制型，分别对应四种气质类型——胆汁质、多血质、黏液质以及抑郁质。

其中，抑郁质神经强度弱，神经系统工作能力弱，也就无所谓其均衡性和灵活性，所以，抑郁性神经在均衡性和灵活性上没有具体的表现。个体可以完全处于四种类型中的某一类气质类型，也可以同时表现出混合型气质类型，如胆汁—多血质类型，抑郁—黏液质类型等。

心理特征之能力

能力是人成功完成某项活动所必须具备的心理特征。能力只有通过活动才能体现出来，完成该项活动所必备的心理特征才是能力。

能力通常有四种分类方法：

1. 模仿能力和创造能力

模仿能力指的是对于既有行为模式模仿复制的能力。创造能力是与发散思维有关的能力，是新的思维组织产生的能力。

2. 流体能力和晶体能力

流体能力指在信息加工和问题解决过程中所表现的能力，它较少依赖文化和知识的内容，而决定于个人的禀赋。晶体能力是指获得语言、数学知识的能力。它取决于后天的学习，与社会文化有密切的关系。

3. 一般能力和特殊能力

一般能力是一个人在普遍活动中表现出来的能力，如记忆力。特殊能力是人在特殊情况下表现出的能力，如演讲能力。

4. 认知能力、操作能力和社交能力

认知能力是指与认知相关的能力，包括记忆、思维、想象等。操作能力是一个人控制肢体运动的能力。社交能力是指人在社会交往中运用的综合社会能力。

|心|理|故|事|

蔡叔不"菜"

蔡叔今年40岁，是某某公交集团的一名修理工。蔡叔做公交车修理这一行已经20年了，他的修理技术在一众工人当中是数一数二的。蔡叔总是在第一时间能够准确发现公交车的故障以及故障所在位置，并且及时做出反应，准确使用相关工具高效"治疗"公交车，从他手中"康复"的公交车不胜枚举。无论是修理技能还是应急能力、心理素质，蔡叔都非常出色，同时蔡叔乐于助人，经常帮助新入职的修理工解决许多技术上的问题，也赢得了修理工人们的尊重和敬佩。

蔡叔从不骄傲自满，他永远低调谦虚。曾有人问到蔡叔学习修理技能的诀窍，蔡叔当即回应道，学习是没有捷径可走的。从入职以来，蔡叔每天都是最早一个到达，最晚一个离开修理场。刚入行时，他寸步不离跟着老师傅，一直缠着师傅多教他、多带他。他时常随身带着一个笔记本，本上记录的是他每天观察实践发现的问题和自己的思考，还有对于自己工作的反思和建议。蔡叔也非常勤学好问，最开始，一个简单的步骤他老是忘，他就将该步骤记录下来，每天默背，遇到类似的问题他总是抢着去做，从一次次实践当中熟悉这个步骤，提升自己的技术。最初蔡叔只是掌握了基本的技术，随着练习实践次数的增加，他的修理技能得以大幅度提升，日趋熟练，同时蔡叔也通过不停练习强大了自己的心理素质。

📝
——
故事
解读

从蔡叔的行为表现来看，蔡叔属于意志型性格，他的工作生活都很有规律和计划性，同时他能够较好控制自己的情绪和行为，让自己在复杂的情境迅速破题，这也帮助他形成了独特的人格魅力。修理技能对一名修理工来说是吃饭的工具，但是修理工除了必备的专业修理技能之外，还需要具备在修理时良好的应变力、抗压力、观察力等。蔡叔就是一名修理技术高超的修理工，他的技术已经炉火纯青，此外，其在修理公交车故障也表现出优秀的抗逆力、观察力、专注力、应变力，加上人格魅力，使得蔡叔在修理工当中成为学习的榜样。

蔡叔的案例也能够直观反映出来良好的性格特征和能力特征都是心理特征的重要组成部分，和自身的心理状况密切相关，彼此相互影响，因此有必要关注和寻找方法促进修理工能力素质的提升和良好性格的养成。

|心|理|故|事|

一次谈话

某交通公司年度绩效考核结束之后，老板召集几名绩效考核不太理想的修理工谈话。

修理工小乐来到办公室，满脸笑意。他对老板的每一句话都积极附和，并表示一定按照老板的要求做，努力克服缺点，向表现好的同事看齐。但以后的工作中，老问题还是经常出现。

修理工小强还没等老板说完，就满脸涨红，急切地插话，说老板的考核标准有问题，认为老板偏心，老板对自己有看法等，咋咋呼呼，没完没了。

修理工小旭对待老板的谈话却一个字也不回答，只是偶尔点点头，看到老板说完了，他连个道别都没有，就蔫蔫地走了。

修理工小冬进门之后默默地站在一旁，满脸的忧伤，像天塌了似的，老板说了半天，他一点反应也没有，不知道是听进去了还是没有听进去。

✎
**故事
解读**

修理工小乐的表现符合多血质的特点。应当重视鼓励多血质的人勇于克服困难，培养扎实专一的精神，防止其见异思迁。创造条件多给他们活动的机会，发扬他们朝气蓬勃、足智多谋的优点。

修理工小强的表现体现了胆汁质的特征。和胆汁质的人交往应采取直截了当的方式，对其严厉批评要有说服力，培养其自制力、坚持到底的精神，豪放、勇于进取的人格品质。

修理工小旭属于黏液质气质。和黏液质的人交往和合作一定要耐心细心，让他们有考虑和做出反应的足够时间，充分展现出其生气勃勃的精神、热情开朗的个性和以诚待人、工作踏实、顽强的优点。

修理工小冬满脸忧伤，老板说了半天一点反应也没有，符合抑郁质气质。对抑郁质的人应采取委婉暗示的方式，以关心爱护为主，不宜在公开场合下指责和过于严厉地批评，发展他们亲切友好、善于交往的精神，发扬其认真细致的优点。

影响心理特征的因素分析

1. 生物因素

像遗传、身体残疾、慢性疾病等都属于生物因素，这些都会影响到心理健康。有的人家族中有精神病史，患精神类疾病的概率就会比其他人高很多。而有些智力或外形上的缺陷则会给患者带来很大的心理压力，导致这些人的心理发育产生异常，心理特征不稳定，从而出现心理问题。

2. 心理因素

心理因素包括了人的自我意识发展水平、需求被满足的程度等。有的人在自我意识方面能够正确地认识和评估自己，并能够积极调节自己的行为。有些人则对自己评价过低，因此在日常生活中表现得比较自闭，而且缺乏自信心，容易产生心理问题。但如果自我评价过高的话，也会对人的心理健康产生非常不良的影响。

3. 环境因素

人生活在情境中，与周围环境和他人进行互动完成社会交往。从家庭层面来看，出生并成长在气氛融洽的家庭的人一般心理特征比较稳定。气氛融洽的家庭中的家长一般能给孩子树立一个正确的榜样。反之，如果家长经常吵架，甚至出现家暴行为，就容易诱发孩子的各种心理问题。此外，人长期所处的职业环境也潜移默化影响着人的心理特征和外在表现。

如何塑造良好的心理特征

1. 不同性格特征的心理策略：择优汰劣

（1）内向型性格：积极进行社会交往；保持个人特色；

培养决断力；发挥内在独特性；注重全面发展想象力。

（2）外向型性格：节制过于频繁的社交，拒绝无效社交；多交内向型朋友；注意丰富自身内涵；注意细节；避免工作学习过度；不要轻易下结论。

2. 不同气质类型的心理策略：对症施药

（1）胆汁质：尽量避免长线工作。胆汁质的人反应快，日常生活中的行为动作就比较干脆利落。胆汁质的人的工作效率与工作激情都很高，而一旦发生变故，其心理耐挫能力也最差，容易产生焦虑、急躁等激动情绪。因此，对胆汁质的人的缺点错误，不要当面批评，不要用"激将法"。胆汁质的人也当尽量避免枯燥单一的长线工作，学会劳逸结合。

（2）多血质：注重情绪控制与稳定。多血质的人灵活性好，但情绪容易波动，意志力弱，不易集中。人们在生活中会遇到很多问题，比如工作碰到困难，不被同事接纳，或者在与亲友的交往中发生不愉快等。多血质的人情绪比较容易受到这些压力的影响。

（3）黏液质：应在决断方面加强训练。黏液质的人在工作时常常表现出操作稳定自如，不急不躁，不易受到外界干扰。但是他们自信心不足，在突然遇到抉择时容易犹豫不决，这往往会延误短暂的判断时间甚至造成事故，所以应在决断方面加强训练。此外，还可以通过实践不断锻炼，提高其预测能力，这样可以减少紧急情况下事故的发生。

（4）抑郁质：应经常做心理疏导。抑郁质的人思想比较狭窄，不易受外界刺激的影响，做事刻板、不灵活，积极性低。他们在长线工作中容易疲劳。由于对社会的适应性不良，社会支持系统较差，因而心理承受能力和自我调控能力也比较弱，容易受各种压力所拖累。有关专家建议，抑郁质的人应及时做心理疏导和放松训练，多寻找一些释放压力的渠道，而不是将所有问题放在心里。

心理健康小贴士

（1）遵从你内心的热情。尝试寻找对你有意义并且能让你快乐的事情，不要只是为了轻松而得过且过。

（2）多和朋友们在一起，不要总是一个人呆坐着，尝试与他人沟通。

（3）学会面对失败。成功没有捷径，历史上有成就的人，总是敢于行动，也会经常失败。不要让对失败的恐惧绊住你尝试新事物的脚步。

（4）接受自己全然为人。失望、烦乱、悲伤是人性的一部分。接纳这些，并把它们当成自然之事，允许自己偶尔的失落和伤感。然后问问自己，能做些什么使自己感觉好过一点。

（5）简化生活。更多并不总代表更好，好事多了，也不一定有利。应求精而不求多。

（6）有规律地锻炼。体育运动是你生活中最重要的事情之一。每周只要3次，每次只要30分钟，就能大大改善你的身心健康。

（7）充足睡眠。每天7到9小时的睡眠是一笔非常棒的投资。这样，在醒着的时候，你会更有效率、更有创造力，也会更开心。

（8）练习慷慨。现在，你的钱包里可能没有太多钱，你也没有太多时间。但这并不意味着你无法助人。"给予"和"接受"是一件事的两个面。当我们帮助别人时，我们也在帮助自己；当我们帮助自己时，也是在间接地帮助他人。

（9）练习勇敢。勇气并不是不恐惧，而是心怀恐惧，却依然向前。

（10）表达感激。不要把你的家人、朋友、健康、教育等这一切当成理所当然的。它们都是你受用不尽的礼物。记录他人的点滴恩惠，始终保持感恩之心。

第十四章

公交修理工面临的心理健康问题

本章导语

健康的一半是心理健康，疾病的一半是心理疾病。

——钟南山

由于公交修理工人的职业特性，他们的心理问题不仅源于个人的性格、兴趣、能力、体质等因素，而且和个体的精神状态、生理状态、职业环境、单位地点等密切相关。公交修理工人承担着车辆维修这一重要任务，稍有疏忽，可能就会导致难以估量的严重后果，且社会经济与科技的发展，也给修理工人在生理、心理和社会层面提出了新挑战。本章内容将通过对修理工面临的相关心理健康问题进行探讨与分析，为公交从业人员解答以下几个问题：

　　※ 公交修理工常见的心理健康问题和心理症状有哪些？

　　※ 公交修理工如何预防和应对心理健康问题？

公交修理工面临哪些心理健康问题

公交修理工人的心理健康问题不但有一般人所具有的普遍心理问题，同时还有许多由职业性质、职业环境、同事关系、工作强度等问题决定的特殊的心理卫生问题。那么影响修理工人心理健康的因素有哪些呢？

1. 职业与心理健康

修理工人由于职业的特点，他们的多发心理问题不可能与其他行业的心理问题完全相同。因此，认识这些心理问题的发生发展规律十分有必要。公交修理工面临的心理健康问题一般有过度紧张、心理应激、情绪低落或不稳定等。造成的原因也很复杂，如精神过度紧张，粉尘、噪声、振动及其他各种物理、化学性刺激，以及家庭生活中的因素等，均可导致上述症状发生。

2. 人际关系与心理健康

在工作环境中，人际关系可存在很多不安因素，最常见的是对工作情况不熟悉所致的不安，其次是和上下级关系不协调引发的不安，还有同事之间的摩擦等。单位是一个大集体，如果修理工人在单位的人际关系处理不当，不仅使工作效率下降，也会使其心理稳定性受到损害，造成心理上的健康障碍。

3. 工作环境与心理健康

修理工人班次更迭、轮换频繁、节律紊乱的生活会破坏人的生理节律，那些持续从事夜班的工人中，神经症、心脏病的发病率高于白班的工人。夜班工人的注意力不易集中，反应迟钝，判断能力也受损害，因而工伤事故也较白班多。公交车维修工作充满了紧张与危险，工人注意力持续高度集中，心理过度紧张。长此以往，修理工人容易形成职业性紧张症。修理工人身处较脏乱差的环境，超量的噪声、振动、粉尘、气味、高温等理化刺激的延续会影响人的生理和心理状态，改变人的情绪和行为。另外，情感上的寂寞、孤独与工作的单调性也比较容易导致疲劳和厌倦，产生孤独、抑郁、烦躁等问题。

4. 维修事故与心理健康

一些对工伤事故原因的分析表明，噪声的影响作用很大。修理工大部分时间都在处理着各种各样的机械问题，排查每一个隐患、处理每一个故障，都要付出大量的时间和精力，修理工的这份工作不仅要靠技术，有时更要付出大量的体力和耐力，维修工作本就十分容易产生生理疲劳，如果心理上的不满、烦恼等问题不能及时察觉与缓解，就会使厌倦情绪加重，更容易发生事故。

5. 职业倦怠与心理健康

公交车维修工作的重要性和复杂性对维修人员的责任心和安全意识要求很高。同时，公交车维修工作重复度高，创新性低，薪酬激励无法满足员工需求，工人易产生心理上的职业倦怠。另外，公交车的维修失误后果严重（如一个很小的工具遗落到发动机内就可能导致发动机骤停），工作性质导致员工在工作时容易紧张，工作完成后仍要承受不确定感，加上责任感带来的压力，如果心理状态不能得到及时调节，容易产生强迫症等心理问题。

🚌 公交修理工常见的心理障碍

1. 焦虑症

正常人也有焦虑情绪，但正常焦虑与所处的环境是相称的。病态焦虑和正常焦虑有区别，前者主要是指无故担心一些并不存在的威胁或危险，并且焦虑的程度往往与现实事件很不相称。病态焦虑的表现有：

（1）广泛性焦虑，又称慢性焦虑，主要表现为：无明确对象和具体内容的焦虑和紧张不安，或对现实生活中的某些问题过分担心和烦恼。常感到心烦意乱，伴心慌、胸闷、呼吸急促、头晕、恶心、腹痛等；可有失眠、入睡困难，伴有一些不愉快的梦境体验，有时出现恶梦；记忆力下降、易受惊吓等；起床时头脑昏昏沉沉的；行为上表现为坐卧不安、来回走动、不能静坐等。

（2）惊恐障碍，又称急性焦虑发作，其特点是：发作不可预测，可在没有客观危险的情景下发作；发作时的典型表现是感到一种突如其来的惊恐体验，伴失控感，或惊叫，可伴胸闷、心动过速、呼吸困难等。通常发作急骤，终止也迅速，但不久可突然再发；发作时意识清晰，事后能回忆发作的经过，多数人在发作间歇期因担心再次发作而紧张不安；有的人常常因为担心发作时得不到帮助而产生回避行为，不敢单独出门。

2.强迫症

患强迫症会反复出现强迫观念和强迫动作，个体能意识到这种观念和动作都不必要，但不能控制，并为此苦恼不安。强迫症状的主要表现为：

（1）强迫观念。主要包括以下几种表现：第一，强迫性怀疑。对于已完成的事仍然放心不下，如报修的公交车已经修好，但仍怀疑是否修理完善，并反复检查。第二，强迫性回忆。对于往事反复回忆，明知缺乏实际意义，但脑海中不断回想，无法摆脱。第三，强迫性穷思竭虑。对于一些缺乏实际意义的问题，如日常生活中常见的事实无休止地加以思索。第四，强迫性对立思维。患者脑中总是出现一些对立的观念。

（2）强迫意向。反复体验到"想要做某种违背自己意愿的事"的冲动，努力控制，但仍然难以摆脱这种冲动。例如，当领导来检查车辆大检修情况时，出现要上厕所的冲动，感到紧张不安，因此常常回避自己的维修工作。

（3）强迫行为。强迫行为多是为减轻强迫观念引起的焦虑而不得不采取的顺应行为。常见的有：强迫性洗涤，怕因不清洁而得病，如在停止维修工作后要反复洗手，明知不必要，却无法控制；强迫计数，总是不可克制地计数，如见到汽车零件、维修工具等要计数，不计数则感到烦躁，难以克制；强迫性仪式动作，如使用仪器或工具的时候会反复比划手势，若不做此动作，则焦虑不安。

（4）强迫恐惧。害怕自己会丧失自控，不能顺利完成工作任务，害怕会做出伤害他人的举动，但没有实际的行动。

3. 抑郁症

它是以心境低落状态为特征的神经症，病情持续时间长，一般都在 3 年以上，其主要表现为：

（1）抑郁情绪。表现较轻但患者描述却生动具体，主要为：对工作、生活无兴趣，即使是对以往特别喜好的业余活动也兴致锐减；看事物犹如戴着一副墨镜一样，周围一片暗淡；有失望与无助感，不仅觉得自己无能为力，也觉得别人帮不了忙；常感精力不足，全身倦怠无力，疲惫不堪，有力不从心感；自信心减少，自我评价过低，常自卑、自责，虽厌倦生活，但又害怕改变，因而陷入痛苦的两难境地。

（2）躯体不适。主要表现为头痛、背痛、四肢痛等慢性疼痛症状，找不到疼痛的原因。此外有胃部不适、腹泻及失眠等症状。有些工人常常有疑病观念，怀疑自己得了大病，反复就医服药。

有助于改善公交修理工心理健康的方法

1.正确认识心理健康问题

心理健康或心理不健康并不是绝对化或一成不变的。关于心理健康，一方面，我们应该对它保持关注和重视。研究证实，心理健康是心身健康的重要部分，不健康的心理状态可能会导致疾病，若不能实现及时有效调整，则可能导致一些身体疾病（如高血压等）或心理问题（如焦虑、抑郁、失眠等）。同时，这些疾病也可反过来给心理健康带来挑战和负面影响。另一方面，我们也不必对心理不健康这一概念太过恐慌、纠结甚至产生疑病思想。既然心理健康是动态发展的过程，那么就完全可以通过维护和促进来实现动态发展。针对心理疾病，做到早预防、早发现、早治疗，针对个人性格和能力方面，积极提高自我的适应和应变能力，积极改善人际关系，从而帮助改善心理健康问题。当碰到一些较难处理的困境，比如生活开销吃紧、工作难度大等，这些时候，出现困惑、焦虑、抑郁、失眠等问题可能在所难免，于是就暂时进入了心理不健康的状态。若在自己和亲朋好友的努力下能及时有效调整自己的状态，这种心理不健康的状态自然就会转变为心理健康状态。如果这样做的效果不明显，那就积极地尝试其他可靠的途径，如咨询正规的心理医生或者心理咨询师来寻求改变。

2. 缓解与预防负面情绪

（1）可以选择进行户外运动。在大自然的风景环绕中呼吸新鲜空气，同时通过有氧运动让自己痛痛快快地出一身汗，以促进大脑内部的多巴胺的分泌，赶走烦恼和压力。

（2）可以选择音乐疗法，听一听轻柔舒缓的纯音乐，让自己的身心重回宁静与舒适。

（3）可以找亲朋好友聊天，倾吐心中的不快。在亲密关系之中获得情感上的支持与安慰。

除此之外，也有许多其他的方式，能够帮助我们有效地排解负面情绪，如腹式呼吸、正念以及冥想放松等。但是，如果你发现，自己努力调节后，依然感觉困惑，脱离不了情绪的困扰，那么建议你寻求专业人士的帮助。别紧张，这不是什么需要感觉羞耻的事情。事实上，这正说明你很善于寻找和发现帮助自己的办法。

3. 寻求心理咨询

心理咨询的主要对象，并不是所谓的心理疾病患者。实际上，寻求心理咨询帮助的人还有：精神正常，但遇到了与心理有关的现实问题而需要帮助的人群；精神正常，但心理健康水平较低，产生心理障碍，导致无法正常学习、工作、生活因而需要帮助的人群等。如果你所遇到的问题已经对自身造成了相当大的心理困扰，短时间内无法自我调节，那么，你可以选择专业的心理咨询师，或者到医院找到精神科医生进行诊断和咨询。

4.寻找家庭与工作的平衡点

（1）认真面对现实，学会自我调节。有期望，方有追求，才有人生的动力，家庭的活力、事业的成功也正是植根于此。所以维修工人应该学会自我调节，当期望落空或进展受阻时，首先要冷静地全面分析一下，期望本身是否过高，是否存在主客观之间的差距。假如期望本身缺少扎实的现实基础，那么就应该主动地在心理上做好调整；对期望实现受阻的现实，则应该通过调整目标，继续努力来造就实现期望的基础。

（2）主动调整好家庭关系。维修工人由于工作性质的特殊性，不能充分陪伴家人，这时就需要多花心思为家人提供陪伴等情感支持，平衡好工作与家庭，预防来自家庭层面的心理问题。

| 心 | 理 | 故 | 事 |

小陈，35岁，男，目前是某公交集团的修理工。每天都特别忙，和家人相处的时间比较短，其妻子是小学教师，平时也和小陈交流甚少。小陈的儿子在上小学，多次让爸爸晚上早点回家，小陈未做到，儿子就对他越来越冷淡，亲子关系也越来越僵。对于工作与家庭的失衡，小陈表示很苦恼，经常把自己的精神弄得十分紧张。有一次在维修汽车轮胎时，小陈分心导致手臂受伤，其

内心更加抑郁了。小陈认为自己在人际关系方面比较敏感，总觉得公司里有人在背后说他坏话，所以他在公司里很少主动交朋友。小陈工作两年就调去了事故组，因为他有经验，在事故组主修事故车。前段时间小陈在维修一辆公交车时不小心把一重要器械弄坏了，被罚了款，还被同事埋怨和嘲笑，因此小陈内心十分自责、郁闷、烦躁不安。因工作性质，小陈身体也不太好，颈椎也经常发痛，患有慢性胃病、高血压。时间久了，小陈不仅觉得自己身体状况不佳，而且怀疑自己心理健康出现了问题。他不敢告诉妻子，也羞于去寻求心理医生的帮助，害怕他人会带着有色眼镜看自己。

✎ 一 故事解析

小陈因高强度、高时长、高心理压力的维修工作以及相对紧张的公司人际关系和家庭关系，使得身体出现不适，精神高度紧张，内心烦躁不安，从而影响了自己的工作与个人生活。生活不易，谁都躲不掉各种负面情绪，它们很容易不期而至。以上案例中的几个情绪你或许也有过：总是因为一点鸡毛蒜皮的小事就感到心烦意乱，脾气一点就炸；常常和亲人朋友发生争执，闹得不可开交；工作中总是感觉领导和同事针对自己，内心压抑，愤怒又委屈……情绪虽然是无形的，但是它却能影响我们的生活。

回避型人格障碍

在生活或工作中，有的人不喜欢社交，对人际关系比较敏感，因此感到困扰，甚至怀疑自己是不是有心理问题。对于去看心理科医生，他们会担心被同事投以异样的眼光，心里很抵触。而且，当我们面对现在网上的各种五花八门的心理测试时，不仅选择困难，还不知道它们靠不靠谱。实际上，这类情况是否属于心理问题或心理疾病很难一概而论，网上自查或自测也可能存在误差，需要专业人士具体分析鉴别，再得出针对性的改善办法。

什么是回避型人格障碍呢？有一种经常被人们误解而对号入座的心理问题，叫回避型人格障碍，回避型人格障碍的人渴望参与社交，渴望得到别人的接纳。但是，他们认为自己在社交方面表现较差，同时，认为别人会批评和拒绝自己，所以产生了回避社交的行为。回避型人格障碍不是不喜欢社交，而是既渴望又害怕的一种矛盾心态。然而，有些人不喜欢社交，只是因为喜欢独处，并不是担心被别人批评或者拒绝，这种情况就不是回避型人格障碍。

回避型人格障碍有哪些特点和表现？回避型人格障碍是人格障碍的一种。回避型人格障碍的表现包括：有强烈的自卑倾向，自我评价比较低，对自己的优点认识不足，对自己的弱点过分沮丧；对别人的拒绝、批评、排斥等过分敏感；在社交方面显得懦弱胆怯，容易感到紧张和焦虑，很少参加社会活动；希望被别人承认和接纳，但又害怕遭到拒绝，内心冲突不安。

值得注意的是，真正的回避型人格障碍，有一定的诊断标准。如果察觉自己有类似表现或困扰，一定要及时地寻求心理医生的帮助。

🚌 日常生活中的心理健康防卫

1. 调节情绪，适度紧张

从心理学角度看，紧张是外部条件加于机体的刺激超出了机体相应的反应能力而引起的心理不平衡。一个人处在极度紧张状态时，往往会表现出惊慌、恐惧、愤怒，或者苦闷、忧愁、焦虑等情绪。当紧张消除后，症状也随之消失，机体又恢复到原来状态。但是，长时间的紧张情绪，特别是由心理和情感因素造成的紧张会对身心健康造成有害的影响。下面就介绍一些简便易行的消除紧张的办法以供选用。

（1）自言自语法。"自言自语"是消除紧张的有效方法，当你认为自己处于紧张状态，需要放松时，不妨自言自语，如对自己说"多大事啊"等。听听自己的话语，进行自我安慰，可使自己紧张的心情放松下来。

（2）散步法。散步有利于放松人的心情。心理学家曾经做过实验：让两组实验对象都吃一些糖果，然后，让一组坐着，另一组散步；再于 30 分钟、60 分钟、120 分钟后分别了解两组人的感受。结果很明显，散步的一组人普遍感到轻松得多。因此，心理学家认为，散步的情绪调节作用有时胜过镇静剂。

（3）深呼吸法。当心情紧张时，人的呼吸会变得浅而快，心跳也会加快。此时若进行慢而深的呼吸，能使人很快镇静下来，而且效果比较明显。

（4）温水洗澡法。温水澡能使人的精神放松。其原理是温水澡可促进人体血液循环加速，促使肌肉松弛。每天下班后，如果有条件，不妨在家，或是到澡堂泡个温水澡，用温水"泡"去自己的紧张情绪。

另外，为了缓解紧张情绪，可以在居室内种点花草，植物在进行光合作用时会将水分散发到空气中，调节室内湿度，达到净化空气的效果，有利于缓解工作期间所产生的紧张情绪和工作压力。

2. 解除忧郁

解除忧郁并不十分困难，只要我们采取正视问题、实事求是的态度，积极主动地通过适当的方法，去除各种产生不良情绪的原因，使自己的情绪稳定一段时期，再配合服用一些药物，即使是比较严重的忧郁症也能治愈。心理学认为，忧郁是一种思维的习惯。经常思考和谈论消极、悲观和令人生气的事情，就养成了忧郁的习惯。因此要注意避免长时间地思考和谈论导致人忧郁的事情，多想积极的、容易使人产生愉快感受的和令人高兴、鼓舞人心的事情，培养自己乐观、开朗、豁达和坚强的性格，即使是碰到不愉快的事，也要尽量回避，分散注意力。此外，遇事要冷静，不妨多想三句话："算了""不要紧""会过去的"。要相信没有不可克服的困难，即使是再大的困难也都是会过去的。常常这样想，就有可能避免和消除忧郁。

3. 减缓焦虑

在正确认识焦虑的基础上，可以试着用以下方法去对付焦虑，以减少焦虑的发生。

（1）改变自己的态度，多从正面的积极的角度去看待事物以及对待所发生的一切，这样就有可能使危机出现转机。要保持乐观情绪，缺乏信心时，不妨多看自己过去所取得的成绩，如成功维修了多少辆车，用美好前景鼓励自己。对于所发生的不利情况，要反复告诫自己，一切都会过去的，没有问题。

（2）充分发挥想象的作用，向窗外看，想象自己在一个舒适愉悦的环境中。有可能的话眺望远方，或仰望蓝天，以减少焦虑的产生。

（3）深呼吸。上下转动双肩，配合深呼吸以放松紧绷的肌肉。让自己放松一会儿，伸展肌肉或对自己进行肌肉按摩，都有助于缓解焦虑。

（4）每天抽点时间进行一些运动，通过运动消耗一些使人紧张的化学物质，以放松肌肉，减少焦虑。

（5）听音乐。一些优美动听、轻松活泼的音乐可放松心情，减少焦虑的发生。

第十五章

公交修理工的心理调控技术

本章导语

　　好的人生是一种过程，而不是一种静止的状态，它是一个方向，而不是一个终点。

——卡尔·罗杰斯

掌握一定的心理调节技巧，是保持健康心态，从容面对工作、生活的必要条件。学会做自己的心理调节师，给自己疗伤，给自己解忧，不断自我反省，自我总结，这样才能吃一堑长一智。本章通过介绍适用于公交修理工的相关心理调控技术或方法，帮助其在日常生活中拥有和保持一颗强大的内心，从而能够更有效地应对生活和工作带来的心理问题。本章内容以公交修理工的心理调控技术为主题，为公交从业人员解答如下问题：

※ **常见的心理干预方法有哪些？**
※ **公交修理工可以从哪些方面进行自我心理调控？**

|心|理|故|事|

　　王晨是一个25岁的小伙子，天生是个热心肠的人。但是他却经常与周围的人发生矛盾，说来都是他的火暴脾气惹的祸。王晨有个致命的缺点就是情绪化，脾气上来的时候，经常与同事或者亲人发生矛盾。而激发矛盾的导火线，通常只是一些很小的事情。

　　例如，他在与朋友外出游玩时，会因为朋友的一句话而撇下所有人离开，让大家尴尬不已。事后，他又会恢复如常，好像什么事情都没发生过一样。对于他这样的性格，朋友感到不知所措又无可奈何，觉得他这个人很难相处，因为不知道哪一句话就会让他大发脾气。

　　对此，王晨也感到很苦恼。自己并没有坏心眼，也很想和同事搞好关系，可是就因为情绪化，导致与同事的关系变得很疏远。他担心照这样的趋势发展下去，只会让朋友们离他越来越远，到最后自己恐怕要成为孤家寡人了。这样的焦虑让他在面对朋友们的疏离时越发地易怒。像王晨这样自制力差、容易发脾气的人并不鲜见。这既让他身边的人感到困扰，也给他自己带来苦恼。

故事
解析

情绪影响着我们当下的想法和行为。王晨是个热心肠的人，却容易情绪化，常常因为一些小事发脾气，从而导致与同事和家人的关系紧张，因为这种情况，自己也产生了焦虑。王晨的这种表现说明他容易受情绪左右，不能很好地控制自己的情绪。如果没有较强的自制力，他的生活和工作会受到更大的影响。人们经常受到不良情绪的干扰，稍有不慎，情绪就会成为我们的主人。负面情绪与感冒一样，如果我们没能做好预防工作，会很容易被情绪左右。因此，我们应该驾驭、协调和管理自己的情绪，让情绪为自己服务，放下坏脾气，提升自控力，掌控情绪，掌控自己。

|心|理|故|事|

32岁的段静女士是某医药公司市场部的主管。她认为自己是一个很幸运的人，刚到这家公司一年便升为部门主管，非常有成就感。于是，段静便开始了繁忙的工作，每天的日程表都被安排得满满的：上午十点之前，上报头一天的销售记录，然后与代理商谈合同；到了下

午就在计算机前整理分析数据；晚上统计不同区域的经
理上交的报表。随着职位的上升，段静的工作压力也越
来越大，繁忙的工作使得她的加班时间也大幅增加，朝
九晚五对她来说已经成为一种奢侈。

回到家后，段静累得根本顾不上孩子和丈夫。直到
有一天，丈夫将离婚协议书扔到段静面前的时候，她才
意识到事情的严重性。段静在心里困惑，她最爱的人怎
么就不能理解自己呢？

✎
一
故事
解析

工作与生活的平衡状态影响着身心健康。
段静在职场中认真工作，很快晋升成部门主
管，随之而来的是更加繁忙的工作安排和艰巨
的工作任务，工作压力越来越大，导致工作成
为她的生活重心，在家里未能扮演好母亲和妻
子的角色。直到丈夫提出离婚，她才意识到自
己没有做好生活与事业的平衡。随着社会环境
的变化，人们面临的生存压力也越来越大，因
此很多人开始忽视闲暇时间。长期处于过重工
作压力下，不但会影响我们的正常生活作息，
还有可能像段静一样家庭破裂，还会对我们的
生理和心理方面造成危害。所以，我们需要调
节好工作与生活的平衡，缓解工作压力。

常见的心理干预方法有哪些

1.接纳承诺疗法

接纳承诺疗法是基于正念技术的第三代行为治疗理论之一，目前常用于心境障碍辅导中，对心境障碍的病因及其治疗有着独特的见解。接纳承诺疗法的基本内容包含六种核心技术：

一是关注当下，鼓励来访者有意识地注意此时此刻所处的环境及心理活动，不做评价，完全接受；二是接纳，接纳指的不仅仅只是容忍，而是对过去经历的个人事件和此时此刻经验的一种积极而非评判性的容纳；三是认知解离，认知解离指的是将自我从思想、意象和记忆中分离，如同观察外在事物一样客观地注视思想活动，将思想看作是语言和文字本身，而不是它所代表的意义，不受其控制；四是以自我为背景的觉察，痛苦的思维和感受对来访者的自我产生威胁，这种负面的感受在自我作为概念化对象时尤为显著；五是价值观，价值观指的是用语言建构的，来访者所向往的和所选择的生活方向；六是承诺的行动，这种疗法不仅是一种接受取向的治疗策略，更是一种改变取向的治疗策略。治疗的目的是帮助来访者按照自己的价值观做出行为改变，对自己的行动负责，支持有效的基于价值观的生活。

2.积极心理疗法

积极心理干预是建立在积极心理学的基础上产生的一系

列干预活动的总称，是积极心理学理论转化为心理干预或治疗操作技术的载体。积极心理干预同时满足以下几点：

（1）以强化个体"积极资源"、促进个体自我提升为主要目标，但不包括以放纵或是回避的行为来达成目标的活动。

（2）通过积极的干预机制，改变积极变量而达成上述目标的活动，不包括个人自我调适、自助发展而实现自我提升的活动。

（3）所设定的目标是具有实证基础的，应该参考已有研究，明确改变目标变量达成积极效果的路径是可行的。

3. 正念认知疗法

正念认知疗法（MBCT）是一种包括静坐和冥想、身体扫描、3分钟呼吸空间及认知记录等练习技巧的8周团体治疗方式，以其治疗的有效性和练习的便捷性成为近年来最受重视的心理干预方法之一，已经被英国国家临床和护理优化研究所作为抑郁症复发的推荐治疗方法。同时其对慢性疼痛、睡眠问题的治疗效果也得到了验证。由于MBCT的核心是温和的、系统化的正念训练，它所关注的核心正是导致人们困苦的心智模式和根源所在。基于其疗效和实证基础，MBCT被扩展运用于改善各种身心问题，包括焦虑、失眠、情绪问题、慢性疼痛、癌症康复、注意力涣散等，也被用于健康人群的自我保健和压力管理，以维护和增强心理健康和情绪平衡水平。

培养个人良好心态，放"心"呼吸

1. 活在当下，心境乐观

对过去的后悔和对未来的担忧占据了我们大量的精力，也消耗了我们大量的能量，使我们反而忽略了现在才是我们可以掌握的。在这个世界上，没有不好的环境，有的只是苦闷的心境。当你感到苦闷或烦躁的时候，不妨想想，你之所以认为环境不好，是否是因为自己拥有了一份糟糕的心境呢？如果答案是肯定的，那就尝试着改变心境，放弃苦闷的心境。以乐观的心境面对，做好当下的事情，你会发现，自己所处的环境并没有那么糟糕。

2. 自我暗示，激发潜能

心理调控方法中有一种方法叫作积极暗示法。人们很容易接受语言的暗示，暗示可以调动人的很多潜能。在暗示自己时，我们要使用肯定语，如"我行""我很出色"等。杜绝使用否定语，如"别怕""不要紧张"等，因为我们在不断重复时，实际上是强化了"怕"和"紧张"的概念。暗示语不用太长，在一段时间内最好只用一种暗示语。同时，要避免使用带有强制性的语言，否则潜意识也会逆反或感觉到有压力。在困难和挑战面前，积极暗示非常重要。使用积极的暗示，来激发自己的潜能，发挥自己的优势，自如地面对生活中的困境。

3. 常怀满足，感恩生活

提出感恩特质层面理论的麦卡洛从感恩的心境和情绪定

位上进行了深入的研究。其研究发现，当一个人处于感恩的心境时，他会倾向于在更大的范围对更多的对象更频繁地体验到感恩之情。她认为感恩是一种保持较长时间的心境，它会直接或间接地影响人们在处理特定情境时的信息加工过程。所以一个人若常怀感恩之心，他便能处于一种平稳美好的情境中，对周遭的事物抱有善意的眼光。

4.改变内心，活出自己

在这个世界上，没有什么事情是一成不变的。但是，改变会引起人们内心的恐惧，不管是好的改变，还是坏的改变。如果总习惯住在同一个地方，去同一个餐馆吃饭，这并非是他们太过专情，而是他们害怕去改变。他们已经习惯了这样的生活，哪怕一丁点儿的改变都会让自己的内心胆怯。对于这样的人，如果希望走出自我，那不妨从改变开始。对熟悉的街道即便再有深情，但天长日久的习惯已经让心态变得麻木、懒惰，他们已经无法寻找到久违的激情。这时不妨选择走一走陌生的街道，感受一切新鲜东西带来的新奇感。

🚌 学会控制消极情绪，掌控自己

1.合理发泄，忘记痛苦

合理宣泄法是一种常用的心理调控方法，在适当的场合，采取适当的方式来排解不良情绪，可以通过倾诉、书写、运动、哭泣、呐喊等形式进行。当你心中积满不良情绪又无法自己消化时，还可以选择以向亲人、朋友倾诉的方式来宣泄。在你向他人倾诉的过程中，消极情绪就会被发泄出来，精神也就会随之放松下来，逐渐恢复内心的平静。此外，体育锻炼也是一种消化不良情绪的好方法，当你感到异常压抑时，可以做一些能够大量消耗体力，又能转移自己注意力的运动。

2. 积极乐观，幽默生活

幽默是保持乐观的方法之一，我们可以用幽默的态度接受在现实中遭遇的挫折。懂得幽默的人，才有能力在悲观失望中寻求一线生机，才能排除缠绕着的悲观情绪，在困境中找寻积极因素。因为只有这样你才不会忽略微小的成功可能带来的转机。要在严峻的形势中找到有利的条件，星星之火可以燎原，点点滴滴的小成功不断积累也会成就最终的胜利。而且在积累小的成功的过程中，自信心也会不断地增加。在闲暇时间去观察乐观的人，通过观察他们来感染自己，培养自己乐观的人生态度，乐观的火种便会在你的心中慢慢燃烧起来。

3. 发挥想象，享受生活

情景想象法是一种非常好的减压方法，它可以使我们心中重新产生积极的心态和情绪，将负面情绪消除，从而使我们焕发出新的活力。情景想象法的实质就是利用语言暗示与实际材料在脑海中进行"想象"的方法。通过想象，也可以为自己建造一座心灵的圣殿。这座心灵的圣殿是指在心中营造一个适宜的心理环境，让我们随时都可以进入。因为我们能够完全按照自己的意愿去创造它，所以这里可以根据我们的意愿尽可能地宁静和安逸。在这所圣殿中，我们可以让心灵得到充分的休憩。

🚌 调整心理，适应职场，享受工作

1. 节省时间，提高效率

为了更加高效地工作，我们可以每天提前制订时间表：写下自己要完成的任务；给这一天的任务制定时间顺序；估算每件事情所需要的时间；给每件事情分配时间。注意工作中的语言表达技巧，及时用笔记录下重要的事项。学会制定待办清单，如每日待办清单、项目待办清单、长期待办清单，这样可以帮助我们分配个人的精力，帮助我们更有效地规划一天的工作，从而达到事半功倍的效果。

2. 公平竞争，合作共赢

在公司，我们接触最多的就是上司与同事，工作的事情需要向上司汇报，工作的细节需要与同事商量，对于我们来说，他们无疑是我们工作中的核心人物。对此，需要与同事、上司做好沟通，建立好关系，只有这样，你的职途才会更加平坦。不仅如此，当我们需要帮忙的时候，应该主动寻求帮助，这样可以减轻工作上的不少压力。当对方协助你完成工作项目之后，一定要记得感谢对方的帮助，这样对方会感到自己所花费的时间和精力是受到肯定的，这样才能与同事建立相互协作的关系。

3.杜绝安逸，放眼未来

大量数据显示，人们做同一份工作近三年之后，工作环境就会产生"青蛙效应"。想要脱离温水的环境，我们就需要不断学习，来提升我们对身边危险的应对意识，开拓自己的视野，万万不可等工作需要时才想到学习，而是要将学习作为主动的目标。同时我们要敞开自己的心扉，多认识一些朋友，拓宽自己的交际，增强我们获取信息的能力。

心理减压操

第一节：两手掌向下，两手拇指、食指快速碰击。

第二节：两手掌向上，两手小指快速碰击。

第三节：两手虎口交叉，快速碰击。

第四节：两手五指相互交叉，快速碰击。

第五节：右手握拳，用力快速碰击左手掌心。

第六节：左手握拳，用力快速碰击右手掌心。

第七节：两手手背相对，快速碰击。

第八节：双手相对，两手掌根快速碰击。

第九节：双手分别下拉两侧耳朵，按摩耳朵。

第十节：快速摩擦双手，手掌温热后，用双手捂住双眼，眼球快速左转和右转，最后闭目养神片刻。

以上十节操每节做 36 下，每天一次，减压效果颇佳。

🚌 画出你的情绪地图

该游戏将帮助你了解自己的情绪状态，掌握情绪的来源和特征。准备 1 张白纸，两种颜色的笔，安静的环境。

游戏步骤：

第一步，在白纸上画一个人形轮廓，在轮廓内部用几个形容词写出自己的日常情绪状态。

第二步，沿着这个人形轮廓的线条，再描画出大一圈的人形轮廓，用它代表开心的你，并写下当时感受到的情绪，以及引发该情绪的事件。

第三步，依次沿着上一个人形轮廓线条向外描画，每一层都代表自己的一种情绪感受或状态，在每个情绪旁边注明可能引发该情绪的事件。例如，第三层代表郁闷，引发事件是失恋；第四层代表紧张，引发事件是工作压力大；第五层代表感动，引发事件是爸爸的安慰。

第四步，如果可能，请准备一面镜子，每描画一层人形轮廓并写出情绪时，观察自己此刻的面部表情，体验当下自己的情绪感受或者波动，可以用不同颜色的笔在旁边记录。

第五步，可以站起身来，拉开一定距离看你的情绪地图，观察这个图形是什么时候开始有了明显的形状变化，哪一层比较密，哪一次比较稀疏，哪种情绪比较多，并觉察自己的哪种体会比较深刻，思考为什么会这样。